Henning Müller-Burzler

Das Handbuch für Allergiker

Das Allergie-Syndrom erkennen und heilen:
Neurodermitis, Asthma, Heuschnupfen,
Hyperaktivität und andere

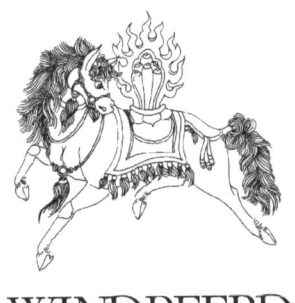

WINDPFERD

Wichtiger Hinweis:
In diesem Buch gibt der Autor sein umfangreiches Wissen und seine Erfahrungen an den interessierten Leser weiter. Die Informationen und Therapieratschläge sind sowohl zur Weiterbildung gedacht, als auch dazu, das Wohlbefinden zu steigern und der Gesundheit zu dienen. Ernsthafte Erkrankungen und alle Symptome, hinter denen ein ernsthaftes Leiden verborgen sein könnte, sollten hingegen unbedingt von einem Arzt oder Heilpraktiker diagnostiziert und therapiert werden.

Gleichwohl möchten Autor und Verlag darauf hinweisen, dass die im Buch beschriebenen oder erwähnten Entgiftungstherapien unter bestimmten Umständen bei sachgemäßer und bei unsachgemäß übertriebener Anwendung zu starken Entgiftungsreaktionen mit möglichen Komplikationen führen können. Deshalb empfehlen wir: Ziehen Sie gegebenenfalls einen Arzt oder Heilpraktiker Ihres Vertrauens zu Rate.

Ihre Gesundheit liegt in Ihren Händen. Autor und Verlag können selbstverständlich keinerlei Haftung für Schäden irgendwelcher Art übernehmen, die direkt oder indirekt aus den Empfehlungen und Angaben in diesem Buch entstehen.

3. Auflage 2004
© 1999 by Windpferd Verlagsgesellschaft mbH, Aitrang
Alle Rechte vorbehalten
Umschlaggestaltung: Kuhn Grafik, Digitales Design, Zürich
Lektorat: Sylvia Luetjohann
Gesamtherstellung: Schneelöwe, Aitrang

ISBN 3-89385-335-9

Printed in Germany

Inhaltsverzeichnis

Warum dieses Buch geschrieben wurde 9
Eine erschreckende Entwicklung! 10
Das unerkannte Allergie-Syndrom 12
   Allergiesymptome im Bereich von Haut,
   Schleimhäuten und inneren Organen 13
   Allergiesymptome im Bereich von Nerven,
   Gehirn und Muskeln 14
   Psychische Allergiesymptome 14
Umweltgifte: Hauptursache für Allergien 16
   „Das Fass läuft über!" 18
   Fragen und Antworten 19
Allergien durch Umweltgifte und Medikamente 23
   Vom Haarausfall über Allergien zu Krebs! 23
   Allergien infolge einer Verdauungsschwäche 25
   Haben Allergien einen Sinn? 26
   Zwei Gruppen umweltbedingter Allergiker 28
   Fragen und Antworten 28
Die Entstehung von Allergien bei Babys und Kleinkindern 36
   Schwangerschaftsentgiftung:
   Ursache für Allergien bei Babys 36
   Immer mehr Babys haben eine Verdauungsschwäche! 37
   Fragen und Antworten 39
Leben Sie in einem gesunden Wohnklima? 43
   Checkliste für ein gesundes Wohnklima: 43
Allergien durch Ernährungsfehler 50
1. Allergien infolge eines Salzmangels 50
   Keine Angst vor Salz! 50
   Ohne Salz keine Magensäure 51
   Die Magensäurebildung in den Belegzellen 52
   Die Bedeutung der Magensäure für die Eiweißverdauung 52
   Die Folgen eines Salzmangels 53

Fragen und Antworten 55
2. Allergien durch Zucker, Fast Food und Alkohol 56
    Wichtiger Hinweis: 58
    Die verschiedenen Zuckerarten und Bezeichnungen
    im Überblick 59
3. Allergien durch Kombinationsfehler 60
    Raffinierter Zucker + Vollkorngetreide = Gift 60
    Wie saure und rohe Lebensmittel uns krank machen können 61
    Fazit: So können Sie das Schlimmste vermeiden 63
4. Allergien durch eine Mangelernährung 63

Psyche und Allergien 64
    1. Fallbeispiel:
    Katzenallergie nach Schock 65
    2. Fallbeispiel:
    Pflanzenallergie durch Aversion 66
    Zusammenfassung:
    Die Rolle der Psyche 66

Allergien durch Impfungen 67
    1. Fallbeispiel:
    Neurodermitis nach Impfschock 68
    2. Fallbeispiel:
    Fruchtallergien durch Impfungen 68
    3. Fallbeispiel:
    Kopfschmerzen nach Tuberkuloseimpfung 69
    Die Entscheidung liegt bei Ihnen! 69

Testmethoden für Allergien 71
    Hauttests im Überblick: 71
    Bluttests im Überblick: 72
    Naturheilkundliche Allergietests 72

Die häufigsten Allergien 74
    Liste der häufigsten Nahrungsmittelallergene: 74
    Liste mit häufigen Umweltallergenen: 75

Die allergischen Erkrankungen im Einzelnen 77
Die häufigsten Allergiesymptome 77
Tabelle: Allergische Reaktionsorte/mögliche Symptome 78
    Körperhaut 78

    Augenbereich 78
    Ohrenbereich 78
    Atemwege 80
    Verdauungstrakt 82
    Urogenitaltrakt 84
    Nervensystem 84
Weniger bekannte Allergiesymptome 86
Neurodermitis 87
    Wie entsteht Neurodermitis? 87
    Psyche und Neurodermitis 88
    Wie wird Neurodermitis geheilt? 88
    1. Fallbeispiel:
    Neurodermitis im Kopfbereich 89
    2. Fallbeispiel:
    Punktförmige Neurodermitis 90
Allergisches Asthma 91
    Wie entsteht die asthmatische Atemnot? 91
    Asthmasprays nur im Notfall 92
    Die Ursachen von Asthma 92
    Ursächliche Asthmatherapie 93
    3. Fallbeispiel:
    Neurodermitis, asthmatische Bronchitis,
    allergischer Schnupfen 93
    4. Fallbeispiel:
    Asthmatische Bronchitis 95
Heuschnupfen 96
    Wie äußert sich Heuschnupfen? 96
    Wie entsteht Heuschnupfen? 96
    Pollenflugkalender 97
    Viele Pollenallergiker sind potentielle
    Nahrungsmittelallergiker! 98
    Die Heilung von Heuschnupfen 98
    5. Fallbeispiel:
    Heuschnupfen und Katzenallergie 99
    6. Fallbeispiel:
    Starker Heuschnupfen 100
Andere allergische Erkrankungen 100

Weitere Beispiele für das Allergie-Syndrom 104
   7. Fallbeispiel:
   Depressionen und Nesselsucht 105
   8. Fallbeispiel:
   Allergische Hyperaktivität mit Hautrötungen 105
   9. Fallbeispiel:
   Benommenheit, Migräne und Schwindel 106
   10. Fallbeispiel:
   Regelmäßige Durchfälle 107
Schuppenflechte (Psoriasis) 108
Von Autoimmunerkrankungen bis Zöliakie 109

Die psychischen Symptome von Allergien 110
   „Die dünne Haut" von Allergikern 110
   Oft bestimmen Depressionen den Alltag 111
   Elektrizität als Allergieverstärker 112
   Die psychischen Allergiesymptome im Überblick: 112

Erste-Hilfe-Maßnahmen 113
   1. Chemische Medikamente nur im Notfall 113
   2. Kalziumeinnahme 114
   3. Einsatz homöopathischer Antiallergika 115

Hilfreiche symptomatische Allergietherapien 119
1. Vermeidung der Allergene 120
2. Die Bioresonanztherapie 121
   Wie funktioniert die Bioresonanztherapie? 121
   Gute Hilfe bei Einzelallergien 122
   Keine Hilfe für Multiallergiker! 122
3. Homöopathie 123
4. Die Eigenblut- und Eigenharntherapien 124
   Die Anwendung von Eigenblut 124
   Die Anwendung von Eigenurin 124
5. Akupunktur 125
6. Kinesiologische Therapien 125
7. Desensibilisierung 126
8. Phytotherapie 127
9. Psychotherapie und Bachblüten 128

Ursächliche Allergietherapien ... 129

1. Die Heilnahrung nach Müller-Burzler ... 129
Fasten reicht heute nicht mehr aus! ... 129
Die Entdeckung der Heilnahrung ... 130
Um was handelt es sich bei der Heilnahrung? ... 130
Intensive Entgiftung mit der Heilnahrung ... 131
Aufbau der Verdauungskraft mit der Heilnahrung ... 131
„Ewig jung" mit der Heilnahrung ... 132
Grenzen der Heilnahrung ... 132

2. Die homöopathische Aufbau- und Entgiftungstherapie ... 133

3. Die Vitamin-Entgiftung nach Müller-Burzler ... 134
Welche Gifte werden durch diese Vitaminkombination mobilisiert? ... 134
Welche Erkrankungen können mit der Vitamin-Entgiftung geheilt werden? ... 134
Notwendige Voraussetzungen für die Vitamin-Entgiftung ... 135
Mögliche Blockaden für die Vitamin-Entgiftung ... 135
Keine direkte Aktivierung der Verdauungskraft ... 137
Die Wirkungen der fünf Vitamine im Überblick ... 138
Weitere Entgiftungsvitamine ... 139
Wichtiger Hinweis: ... 140
Die Anwendung der Vitamin-Entgiftung ... 141
Warnung vor Überdosierungen ... 144
Wie lange sollte die Vitamin-Entgiftung angewandt werden? ... 145
Was tun bei Unverträglichkeiten? ... 146
Können auch Kinder mit dieser Methode entgiftet werden? ... 147
Vorsicht vor Entgiftungskrisen! ... 149
Spirulina und Karotten – die besten Carotin-Quellen ... 151
Carotinreiche Lebensmittel im Vergleich ... 152
Die Nachteile von Vitamin A für die Vitamin-Entgiftung ... 153
Einnahmeregel für Acerolaprodukte ... 154
Camu-Camu: Die Alternative zur Acerolakirsche ... 155
Natürliche Vitamine auf dem Prüfstand ... 155

11. Fallbeispiel (mit Erfahrungsbericht):
Allergische Augenbeschwerden und Herzrhytmusstörungen ... 160

Das 10-Punkte-Ernährungsprogramm für Allergiker 163
    1. Hauptallergene meiden 163
    2. Mehrere kleine Mahlzeiten 163
    3. Rotationsdiät 164
    4. Raffinierten Zucker meiden 164
    5. Kein Getreide zusammen mit raffiniertem Zucker 164
    6. Gesunde Allgemeinernährung 165
    7. Genügend Salz 165
    8. Kein Salz zusammen mit rohen Samen und Nüssen 166
    9. Keine sauren Früchte zusammen mit Getreide 166
    10. Trennkost 167

Schlusswort 168

Anhang 170
Adressen und Bezugsquellen 170
Produktinformationen 171
    Essiac 171
    Flor-Essence® 172
    Sanddorn-Fruchtfleischöl und Sanddorn-Kernöl 172
Buchvorstellung: „Auf den Spuren der Methusalem-Ernährung –
Gesund und Allergiefrei" 174
    Aus dem Inhalt: 176
Der Autor: Henning Müller-Burzler 177

Quellenverzeichnis 178
Stichwortverzeichnis 180

Warum dieses Buch geschrieben wurde

Nachdem im Frühjahr 1998 mein Buch „Gesund und Allergiefrei – Eine Entdeckungsreise in die Heil- und Aufbaukräfte der Nahrung"* erschienen ist, hatte ich keineswegs daran gedacht, in absehbarer Zeit ein weiteres Buch über das Thema Allergien zu schreiben. Vor allem durch die Vorträge und Seminare, die ich in den letzten beiden Jahren gehalten habe, ist meiner Frau und mir jedoch bewusst geworden, dass ein großes Interesse an einer für sich abgeschlossenen und noch ausführlicheren Darstellung über die Entstehung und Heilungsmöglichkeiten von Allergien besteht. Was mich selbst vor allem dazu bewogen hat, mein Wissen und meine Erfahrungen zu diesem Thema noch einmal zu Papier zu bringen, ist die Tatsache, dass sich viele Menschen gar nicht bewusst sind, dass sie bereits Allergien haben und dass ihre körperlichen oder seelischen Beschwerden möglicherweise mit den Allergien in Verbindung stehen. Auf den folgenden Seiten gehe ich daher ausführlich auf dieses *Allergie-Syndrom* ein und beschreibe genau, warum heute bereits so viele Menschen Allergien haben und welche zum Teil völlig unbekannten Symptome damit in Verbindung stehen können. Eine weitere Neuerung in diesem Buch ist die Darstellung der von mir entwickelten Vitamin-Entgiftung, einer Kombination von fünf natürlichen Vitaminen, mit der Sie den ganzen Körper von allen Umweltgiften und chemisch-pharmazeutischen Medikamenten entgiften können. Neben vielen praktischen Tipps und den „Erste-Hilfe-Maßnahmen" sowie meinen allgemeinen Ernährungsempfehlungen und der kurzen Beschreibung der Heilnahrung übergebe ich Ihnen damit eine weitere Methode, mit der Sie sich selbst von Allergien heilen und ein gesundes sowie allergiefreies Leben führen können.

Henning Müller-Burzler, Januar 2000

---

* „Gesund und Allergiefrei – Eine Entdeckungsreise in die Heil- und Aufbaukräfte der Nahrung", Windpferd Verlag, Aitrang 1998 *siehe Seite 174 (ersch. in der 2. Aufl. unter dem Titel „Auf den Spuren der Methusalem-Ernährung")*

Eine erschreckende Entwicklung!

Immer mehr Menschen haben Allergien[1]. Davon sind jedoch nicht nur Babys und Kinder betroffen, sondern auch Erwachsene in allen Altersstufen gehören zum stetig wachsenden Kreis der Betroffenen. In früheren Jahrzehnten gab es zwar auch schon Asthmatiker, Heuschnupfengeplagte oder Menschen mit vereinzelten Allergien zum Beispiel auf Medikamente, Metalle oder Hausstaub; der Begriff Allergien war jedoch für die meisten Menschen in dieser Zeit noch ein medizinisches Fremdwort. Heute hingegen weiß bereits fast jeder Mensch in den Industrienationen etwas mit diesem Begriff anzufangen. Denn es gibt kaum noch jemanden, der nicht selbst unter Allergien leidet oder in dessen Familie nicht mindestens ein Angehöriger an Allergien erkrankt ist.

„Der Umweltrat in Berlin beklagt rasante Zunahme von Allergikern. Inzwischen gebe es 24 bis 32 Millionen Allergiker in Deutschland. Das Gremium sehe ‚dringenden Handlungsbedarf‘ für geeignete Vorsorgemaßnahmen ..." (Süddeutsche Zeitung, 1.9.1999)

---

1 Bei einer **Allergie** handelt es sich um eine veränderte Reaktionslage des Organismus, bei der er auf eine bestimmte Substanz anders als unter normalen Umständen reagiert. Hauptkriterium von Allergien ist die *überschießende* Bildung von Abwehrkörpern (Antikörpern), die gegen die allergieauslösenden Substanzen gerichtet sind. Neben der genauen Klassifizierung der Allergien in vier Reaktionstypen wird noch grob zwischen einer **allergischen Sofortreaktion** (Soforttyp) und einer **Spätreaktion** (Spättyp) unterschieden. Beim Soforttyp treten die allergischen Symptome in wenigen Sekunden/Minuten bis Stunden auf und beim Spättyp erreichen die Allergiesymptome erst nach mindestens einem Tag den Höhepunkt.

„Die Zahl allergischer Erkrankungen nimmt weiter dramatisch zu. Immer öfter werden Allergien schon bei Kleinkindern, aber auch bei alten Menschen festgestellt. Spätestens im Jahr 2010 müsse allein bei den Erwachsenen in Deutschland mit einigen Millionen neu Erkrankten gerechnet werden, warnte Professor Johannes Ring, Präsident der Deutschen Gesellschaft für Allergologie und Klinische Immunologie und Direktor der Dermatologischen Klinik der Technischen Universität in München ..."
(Münchner Merkur, 16./17.10. 1999)

Ich persönlich bin sogar davon überzeugt, dass mittlerweile zwei Drittel aller Bundesbürger eine oder mehr Allergien haben. Seit ungefähr 20 Jahren nimmt die Zahl der Allergiker in erschreckender Geschwindigkeit zu. Setzt sich diese Entwicklung in den kommenden Jahren ungehindert fort, werden bereits am Ende des ersten Jahrzehnts nach der Jahrtausendwende mehr als 90 % aller Menschen in Deutschland Allergien haben.

Das unerkannte Allergie-Syndrom

Auch wenn viele Menschen bereits wissen, dass die Allergien stark zunehmen, so werden diese meistens nur mit bestimmten allergischen Erkrankungen, wie Heuschnupfen, Asthma oder Neurodermitis, in Verbindung gebracht. Wer von diesen Leiden nicht betroffen ist, geht dann davon aus, dass er selber keine Allergien hat. Dennoch leiden zunehmend mehr Menschen unter anscheinend unerklärlichen körperlichen oder seelischen Beschwerden, die mit keinen typischen Krankheiten in Verbindung gebracht werden können oder häufig mit anderen Krankheiten verwechselt werden. Besorgniserregend wird die Situation vor allem dann, wenn die Beschwerden von Jahr zu Jahr zunehmen und immer mehr Symptome hinzukommen.

Kaum bekannt ist daher, dass man auf Allergien auch mit ganz anderen körperlichen und seelischen Symptomen reagieren kann als mit den klassischen Haut- oder Atemwegsbeschwerden. Außerdem reagieren die meisten Betroffenen nicht nur mit einem Symptom auf Allergien, sondern mit mehreren, weshalb man heute vom *Allergie-Syndrom*[2] spricht.

„In Deutschland sind 90 % aller Allergiker nicht richtig versorgt, wie eine Studie beweist. Renommierte Allergologen sind besorgt über die Unwissenheit vieler Patienten und die Uneinigkeit in der Ärzteschaft über notwendige Reformen. Dringend sei eine bessere Qualifikation vieler Ärzte nötig. Derzeit würden Tests und Therapien oft ohne Fachwissen durchgeführt ..." (Münchner Merkur, 16./17.10.1999)

---

2 Syndrom: Symptomenkomplex; Gruppe von gleichzeitig auftretenden Krankheitszeichen.

Die meisten Allergiker wissen daher gar nicht, dass sie Allergien haben und dass ihre körperlichen oder seelischen Beschwerden möglicherweise mit diesen Allergien in Verbindung stehen.

Aus der nachfolgenden Übersicht können Sie die häufigsten allergischen Erkrankungen und Symptome entnehmen. In den Kapiteln „Die allergischen Erkrankungen im Einzelnen" und „Die psychischen Allergiesymptome" gehe ich dann ausführlicher auf sie ein.

Allergiesymptome im Bereich von Haut, Schleimhäuten und inneren Organen

- Neurodermitis, Nesselsucht (Urtikaria), Kontaktallergien
- Heuschnupfen, chronischer Schnupfen, häufiges Nasenbluten
- Asthma, chronischer Husten, Pseudokrupp
- chronische Schleimbildung im Bereich der Atemwege, ständiges Räuspern
- chronische Halsschmerzen, Schwellung der Gaumen- und Rachenmandeln („Polypen"), Heiserkeit
- chronische Nasennebenhöhlenbeschwerden
- chronische Entzündung der Augenbindehäute, Augenlidschwellungen, permanenter Tränenfluss
- Ohrensausen, Schwindel, Schwerhörigkeit
- chronische Mittelohrbeschwerden, chronische Entzündung der Ohrtrompete
- Ohrekzeme
- chronische Beschwerden in Mund, Speiseröhre, Magen und Darm, wie Schmerzen, Brennen, Krämpfe, Übelkeit, Erbrechen, Durchfälle und Verstopfung
- chronische Harnwegsbeschwerden (Nierenbecken, Blase, Harnröhre)
- chronische Vaginalbeschwerden

Allergiesymptome im Bereich von Nerven, Gehirn und Muskeln

- Hyperaktivität, Nervosität, Schlaflosigkeit
- chronische Müdigkeit, Benommenheit, großes Schlafbedürfnis
- Konzentrationsstörungen, Lernschwierigkeiten, Legasthenie, Gedächtnisstörungen
- epileptische Anfälle
- Kopfschmerzen, Migräne
- Ohrensausen und andere Hörstörungen (Halleffekte, verstärktes Hören etc.), Schwindel, Schwerhörigkeit
- Geschmacks-, Riech- und Sehstörungen
- Herzrhythmusstörungen
- Kreislaufbeschwerden, Blutdruckschwankungen, Bluthochdruck
- Nervenschmerzen, Kribbeln und Ziehen in den Gliedmaßen
- nervale Reizungen von Mund, Speiseröhre, Magen und Darm
- Kälte- und Hitzeempfindlichkeit
- Druckgefühl im Prostatabereich
- Muskelzuckungen, Muskelkrämpfe

Psychische Allergiesymptome

- übersteigerte Sensibilität auf alle Außenreize
- Stimmungsschwankungen bis hin zu Depressionen
- innere Gereiztheit, Neigung zur Aggressivität
- Unkonzentriertheit und Vergesslichkeit
- seelische und körperliche Erschöpfung

Da die allergieauslösenden Faktoren auch andere schwerwiegende Stoffwechselstörungen und Erkrankungen verursachen können, kann dadurch ein Symptomenkomplex entstehen, der für viele Therapeuten nur schwer einzuordnen und daher kaum zu therapieren ist. Vor allem, wenn stärkere Allergiker mit psychischen Symptomen, wie zum Beispiel allergisch bedingten Depressionen, oder der allergisch bedingten Hyperaktivität reagieren, ist der letzte Hoffnungsanker nicht selten ein Psychologe oder Psychiater. Dass die in solchen Fällen häufig verordneten Psychopharmaka (Ritalin etc.) dann natürlich keine Heilung bewirken können, braucht nicht weiter ausgeführt werden.

Umweltgifte:
Hauptursache für Allergien

Wollen wir Allergien und allergische Erkrankungen nicht nur lindern sondern heilen, müssen wir die Ursachen, die zu diesen Krankheitsbildern geführt haben, beseitigen. Erst wenn die allergieauslösenden Faktoren und deren Folgen erkannt und beseitigt worden sind, kann es zur dauerhaften Allergiefreiheit kommen.

Es gibt zwar verschiedene körperliche und psychische Möglichkeiten, Allergien zu bekommen *(siehe spätere Kapitel)*, bei mindestens 98 % der Betroffenen haben jedoch die vielen verschiedenen Umweltgifte an deren Entstehung die Hauptschuld. In der Geschichte der Menschheit gab es keine Zeitepoche, in der wir uns und unsere Umwelt mit so vielen unnatürlichen Substanzen, wie Chemikalien, Schwermetallen oder giftigen Verbrennungsprodukten, und Strahlungen belastet haben wie in den letzten 50 Jahren. Auch wenn im Umweltschutz bereits Fortschritte gemacht wurden und werden, so scheint sich die Gesamtsituation derzeit jedoch kaum zu verbessern. Tatsache ist,

- dass sich in den Industrienationen kaum noch ein Mensch den Autoabgasen oder dem stetig zunehmenden Elektrosmog (Mobilfunksender, schnurlose Heimtelefone, Handys etc.) entziehen kann.
- dass hochgiftige Chemikalien, wie PCP [3] (Pentachlorphenol), PCB [4] (Polychlorierte Biphenyle), Pestizide und neuerdings die weitverbreiteten Pyrethroide (synthetische Insektizide) trotz ihrer bekannten Schädlichkeit in riesigen Mengen hergestellt und weltweit eingesetzt wurden oder werden.

---

3 PCP wird gegen Pilze und Algen eingesetzt. Es gehört mit Lindan zu den giftigsten Holzschutzmitteln. 1989 wurde PCP in Deutschland verboten. In anderen Ländern geht die Produktion jedoch weiter.

- dass die konventionelle Landwirtschaft nach wie vor von den chemischen Insektiziden, Herbiziden und Fungiziden abhängig ist, obwohl es ohne Pestizide genauso geht.
- dass die gasförmigen, zum Teil äußerst giftigen Emissionen der verschiedenen Industrien, wie zum Beispiel der chemischen Industrie oder von Erdölraffinerien, seit Jahrzehnten in die Luft gelangen.
- und dass die festen oder flüssigen Industrieabfälle entweder auf Sondermülldeponien landen mit der Gefahr der Grundwasservergiftung oder in Sondermüllverbrennungsanlagen verbrannt werden und die Luft dadurch wiederum belasten.

Man bedenke: 95% aller Abfallprodukte, die in der Industrie anfallen, könnten heute bereits recycelt oder in der Produktion vermieden werden! Da die Verbrennung von Sondermüll derzeit jedoch noch billiger ist als das Recycling, haben bisher nur wenig Idealisten und Pioniere unter den Industriellen ihre Betriebe freiwillig umgestellt. Was fehlt, sind die notwendigen Gesetze und entsprechende Subventionen für die Einführung völlig neuer, um-

---

4 PCB wurde tonnenweise im Hausbau als dauerelastische Dichtungsmasse zwischen Betonfertigteilen, Fenstern, Türen und im Sanitärbereich sowie in Schmierölen, Transformatoren und Leuchtstoffröhrenkondensatoren verwendet. Es ist äußerst stabil und gefährlich und kaum im ökologischen Kreislauf abbaubar. Auch wenn es 1989 in Deutschland verboten wurde, ist es nach wie vor eines der schädlichsten Umweltgifte. Man schätzt, dass 3000 Gebäude der Bundespost und mehrere tausend weitere öffentliche Gebäude PCB-belastet sind. Über tausend Kindergärten und Schulen sind in Deutschland untersucht worden mit dem Ergebnis: PCB. Man erinnere sich an die Seehunde, die 1988 zu hunderten an den Nordseeküsten angeschwemmt wurden. Die Todesursache war PCB, das mit Zustimmung des damaligen Bundesumweltministers von der chemischen Industrie in der Nordsee entsorgt (verklappt) worden war (Aussagen von Wolfgang Maes in seinem Buch „Stress durch Strom und Strahlung ...", *siehe Quellenverzeichnis*). PCB wird vor allem im menschlichen Fettgewebe, Gehirn, Knochen- und Rückenmark gespeichert.

weltfreundlicher Technologien und den Bau von Recyclinganlagen. Es ist zu hoffen, dass auch multinationale Unternehmen die Notwendigkeit dieser Umstellung erkennen, zumal eine umweltgerechte Produktion nicht nur ethisch wertvoller, sondern über Jahre kalkuliert auch günstiger ist.

„Das Fass läuft über!"

Immer mehr Menschen geraten daher an die Grenze ihrer Belastbarkeit. Sobald „das Fass jedoch überläuft", das Immunsystem also zunehmend durch all die lebensfeindlichen Umweltfaktoren geschwächt wird, können umweltbedingte Krankheiten schlagartig auftreten. Sogar auf dem Lande und in den so genannten Luftkurorten bekommen immer mehr Menschen Allergien oder leiden unter anderen umweltbedingten Symptomen des Körpers oder der Seele (z. B. Kopfschmerzen, chronische Müdigkeit, unerklärliche Depressionen). Das liegt daran, dass wir den Autoabgasen und Industrieemissionen, den Wohngiften oder Pestiziden letztendlich überall ausgesetzt sind. So werden zum Beispiel die hochgiftigen Dioxine und Furane, die unter anderem bei der Verbrennung von Haus- und Sondermüll entstehen und in die Luft gelangen, auch noch in einer Entfernung von mehr als 100 km eingeatmet – wenn auch in viel geringerer Konzentration als im Umkreis von 20 km um eine solche Verbrennungsanlage. Ein anderes Gift, das ebenfalls von Sondermüllverbrennungsanlagen aber auch von metallverarbeitenden Industrien freigesetzt wird, ist das Schwermetall Kadmium. All diese Gifte sind der Grund, warum die Entstehung und Häufigkeit von Allergien in Großstädten oder in der Nähe von umweltbelastenden Industrien deutlich intensiver ist als in industrieärmeren Regionen.

Es gibt daher nur eine Lösung, die bei umweltbedingten Krankheiten ursächlich und damit dauerhaft hilft: die Entgiftung des Körpers von den abgelagerten Umweltgiften, wodurch das Immunsystem entlastet und wieder voll funktionsfähig wird.

Fragen und Antworten

Wenn die Umweltgifte die Hauptschuld an der Entstehung von Allergien haben, warum gab es dann in der ehemaligen DDR nur ungefähr halb so viele Allergiker im Verhältnis zur ehemaligen Bundesrepublik Deutschland? Die Umweltbelastungen waren nämlich in den letzten Jahrzehnten vor der Wiedervereinigung im Osten keineswegs geringer als im Westen.

Viele Wissenschaftler, die sich mit diesem Thema beschäftigen, sind aufgrund dieser Ost-West-Studie daher davon überzeugt, dass die Umweltgifte nicht die Hauptschuld an der Entstehung von Allergien haben, und konzentrieren sich bei ihren Forschungen vor allem auf rein immunologische und neuerdings sogar auf psychische Faktoren. Sie untermauern diese Ansicht damit, dass auch in denjenigen Entwicklungsländern, in denen die Umweltbelastungen, wie der Einsatz von Pestiziden und die Luftverschmutzung, stark zunehmen, deutlich weniger Menschen unter Allergien leiden als in den hochtechnisierten Industriestaaten Europas und Nordamerikas.

Um die obige Frage beantworten zu können, sollten wir uns die heutige Situation in Deutschland anschauen. Durch neue Vergleichsstudien zwischen München und Dresden hat man nämlich herausgefunden, dass es mittlerweile keinen Unterschied mehr in den Allergikerzahlen gibt und dass die Häufigkeit von Allergien im Osten Deutschlands ebenso schnell zunimmt wie im Westen. Wir brauchen daher nur ein paar Jahre abwarten, dann wird es auch in den Entwicklungsländern zu demselben sprunghaften Anstieg von umweltbedingten Krankheiten kommen wie in den Industriestaaten.

Entscheidend für die Entstehung von umweltbedingten Krankheiten sind nämlich
- **die Zeit, die wir den belastenden Faktoren ausgesetzt sind,**
- **die Menge sowie die Toxizität der Gifte oder Strahlungen (Mobilfunk etc.) und**
- **die individuelle Konstitution des Immunsystems.**

Das Immunsystem wird unter anderem dann gestärkt, wenn es sich so früh wie möglich mit verschiedensten Keimen und Infektionskrankheiten auseinandersetzen muss. Das betrifft ganz besonders die Kinder der ehemaligen DDR, die schon als Einjährige in die Kinderkrippen kamen und durch den intensiven Kontakt mit ihren Altersgenossen bereits in jungen Jahren so manche Infektionskrankheit durchgemacht hatten. Man vermutet, dass diese Immunstärkung mit dazu beigetragen hat, dass sie weniger häufig und intensiv an Allergien erkrankten. Ebenso trifft das aber auch auf alle Kinder zu, die auf dem Lande oder in Entwicklungsländern aufwachsen und deren Immunsystem automatisch mit allen möglichen Keimen konfrontiert wird. Kinder, die daher auf dem Lande aufwuchsen, bekamen zumindest noch vor ein bis zwei Jahrzehnten seltener Allergien als Stadtkinder *(siehe auch „Die Entstehung von Allergien bei Babys und Kleinkindern", S. 36)*. Heute leiden jedoch auch zunehmend mehr Menschen sogar in den Küsten- und Bergregionen unter Allergien. Der Grund dafür ist der Zeitfaktor. Denn auch geringere Mengen an Umweltgiften führen irgendwann zu umweltbedingten Krankheiten, wenn sie im Körper abgelagert werden. Wer daher ein starkes Immunsystem hat, erkrankt grundsätzlich weniger schnell an Allergien. Beginnt das Fass jedoch überzulaufen, was auf dem Lande oder in Luftkurorten natürlich langsamer geschieht als in Städten und Industriegebieten, kommt es auch dort zu umweltbedingten Krankheiten.

Ist das Quecksilber aus den Amalgamfüllungen der Zähne wirklich so giftig wie zunehmend behauptet wird?
Diese Frage kann mit einem uneingeschränkten Ja beantwortet werden. Quecksilber gehört neben Blei und Kadmium zu den Schwermetallen, die je nach der Belastung des Körpers mit diesen Substanzen zu den vielfältigsten Störungen führen können. Eine davon ist, dass Quecksilber eine Reihe von Entgiftungsenzymen hemmt, wodurch der Körper mit der allgemeinen Giftbelastung

weniger gut klar kommt. Die Folgen sind funktionelle, organische aber auch seelische Beschwerden. Da jeder Mensch unterschiedliche Schwachstellen im Körper hat, sind die Reaktionen auch individuell verschieden. Im Prinzip können jedoch alle lebensfeindlichen Umweltfaktoren nicht nur das Immunsystem schwächen und Allergien verursachen, sondern auch viele andere Krankheiten bis hin zu Krebs hervorrufen oder negativ beeinflussen.

Quecksilber wird mit Vorliebe im Stammhirn und im gesamten Bindegewebe abgelagert. Bei entsprechender Veranlagung können aber auch hohe Konzentrationen in der Bauchspeicheldrüse oder in den Keimdrüsen (Hoden, Eierstöcke) festgestellt werden. Zu den wichtigsten Symptomen einer Quecksilbervergiftung zählen:

- Allergien auf Quecksilber und andere Substanzen sowie Lebensmittel
- Stimmungsschwankungen, Gereiztheit und Aggressivität
- Kopfschmerzen, Migräne
- Sprach-, Seh- und Konzentrationsstörungen
- Zittern und Sensibilitätsstörungen wie „Ameisenlaufen", Nervenschmerzen
- Funktionsstörungen der Nieren und der Bauchspeicheldrüse
- Zeugungsunfähigkeit

Muss man, wenn man zum Beispiel unter einer starken Hausstauballergie leidet, das ganze Haus auf den Kopf stellen und Matratzen auswechseln, Polstermöbel gegen Ledersessel austauschen und alle Teppiche entfernen?
Nicht unbedingt. Grundsätzlich haben solche Aktionen nur dann einen Sinn, wenn die Allergie nicht geheilt wird. Da jedoch alle Allergien heilbar sind, ist es auf Dauer sicherlich sinnvoller, eine Hausstauballergie zu beseitigen, als ständig gegen den allergieauslösenden Kot der Hausstaubmilben anzukämpfen.

Eine erfolgreiche Allergietherapie muss auf jeden Fall die allergieauslösenden Faktoren miteinschließen. Diese sind jedoch niemals die Hausstaubmilben selbst, genauso wenig wie Blütenpollen die wirklichen Ursachen von Heuschnupfen sind, sondern immer jene Faktoren, die zur Schwächung des Immunsystems geführt haben. Werden diese beseitigt, verschwinden alle Allergien von ganz alleine!

Allergien durch Umweltgifte und Medikamente

Neben den vielen verschiedenen Umweltgiften tragen jedoch auch die meisten chemisch-pharmazeutischen Medikamente zur Entstehung von Allergien bei. Sie haben nämlich nicht nur zum Teil gravierende Nebenwirkungen, sondern werden auch teilweise im Körper abgelagert[5]. Das liegt daran, dass sich unser Körper evolutionsbedingt ausgesprochen schwer tut, neben den Schwermetallen auch alle unnatürlichen chemischen Verbindungen und somit auch chemisch-pharmazeutische Medikamente hundertprozentig auszuscheiden. Ein Teil davon bleibt also im Körper zurück und wird im Bindegewebe und in den Organen abgelagert.

Vom Haarausfall über Allergien zu Krebs!

Primär führt daher eine starke Aufnahme von Umweltgiften und chemischen Medikamenten immer zu einer direkten Belastung des Immunsystems und der Ausscheidungsorgane Leber und Nieren, da alle unnatürlichen chemischen Verbindungen ebenso wie Schwermetalle von unserem Abwehrsystem mehr oder weniger als Fremdkörper betrachtet werden. Sekundär wird ein Teil von ihnen jedoch auch im Körper abgelagert, wodurch es letztendlich nicht nur zu einer dauerhaften Schwächung des Immunsystems oder der

---

5 Durch entsprechende Untersuchungen an Nutztieren, die viel mit Medikamenten und antibiotischen Mastmitteln behandelt wurden, kann man diese Behauptung eindeutig belegen. Die Belastungen von Fleisch und Knochen mit Medikamentenrückständen sind bei solchen Tieren äußerst bedenklich. Menschen lagern chemisch-pharmazeutische Medikamente unter normalen Umständen natürlich genauso ab wie Tiere.

Leber- und Nierenfunktionen kommen kann, sondern auch aller anderen Körperbereiche.

Je intensiver und länger wir daher diesen Giften ausgesetzt sind, um so eher werden sich dauerhafte Störungen und Schäden entwickeln, die sich dann in Form von Allergien und anderen umweltbedingten Krankheiten bis hin zu Krebs äußern!

Dennoch reagieren nicht alle Menschen gleich stark auf solche Belastungen, da jeder Mensch eine unterschiedliche Veranlagung hat, mit giftigen Substanzen umzugehen. Diejenigen, welche die aufgenommenen Gifte überwiegend im Fettgewebe deponieren, werden lange Zeit weder funktionelle noch organische Störungen entwickeln. Werden die Umweltgifte hingegen vermehrt in die Kopfhaut abgeschoben, kommt es womöglich zum Haarausfall. Eine zu starke Belastung der Hoden oder Eierstöcke kann zur Zeugungsunfähigkeit und Unfruchtbarkeit führen und zu hohe Konzentrationen in irgendwelchen inneren Stoffwechselorganen zu deren Funktionsschwächen. Immer häufiger erkrankt jedoch auch die Schilddrüse, weshalb umweltbedingte Schilddrüsenüber- und -unterfunktionen, Autoimmunprozesse und Schilddrüsenadenome keine Seltenheit mehr sind. Werden die belastenden Substanzen schließlich in den abwehrzellbildenden Organen, wie den Lymphknoten, der Milz oder der Thymusdrüse, abgelagert, wird das Immunsystem nachhaltig geschwächt. Und genau das ist die Situation bei den meisten Allergikern. Außerdem führen viele Gifte zu einer Hemmung der Entgiftungsenzyme, wodurch der Zellstoffwechsel regelrecht in den Umweltgiften und Stoffwechselendprodukten zu ersticken beginnt.

Bei immer mehr Menschen ist das Immunsystem also durch zu viele abgelagerte Umweltgifte oder chemisch-pharmazeutische Medikamente so sehr geschwächt, dass es nicht mehr in der Lage ist, alle Abwehrfunktionen auf normalem Wege zu erfüllen. Es ist dann gezwungen, bei entsprechend hohen Belastungen des Blutes mit körperfremden Substanzen mit einer intensiven Antikörperbildung zu reagieren, um die Eindringlinge vorerst zu binden. Das

Immunsystem merkt sich jedoch diese Substanzen, auf die es mit der verstärkten Antikörperbildung reagieren musste und wird beim nächsten Kontakt mit denselben Substanzen sicherheitshalber mit einer noch stärkeren, einer überschießenden Antikörperbildung reagieren, was man dann Allergie nennt. Gleichzeitig wird von bestimmten Gewebszellen (Mastzellen) und weißen Blutkörperchen (basophile Granulozyten) unter anderem das gefäßaktive Hormon Histamin freigesetzt, das wiederum die Ausschüttung von speziellen Prostaglandinen (hormonähnliche Substanzen) bewirkt. Das Histamin und die Prostaglandine sind dann bei einer entsprechenden genetischen Veranlagung hauptsächlich für die allergischen Reaktionen, zum Beispiel auf der Haut oder den Schleimhäuten, verantwortlich.

> **Seit Ende der 30er Jahre ist die durchschnittliche Spermienzahl der Männer in den USA und Europa um über 50 % zurückgegangen. In 61 Studien an über 14.000 Personen fand man bereits 60 Chemikalien, die als Auslöser für diese Störung verantwortlich sind. Untersucht wurde jedoch erst ein winziger Teil der schätzungsweise 80.000 industriell hergestellten Chemikalien, die heute in Gebrauch sind.**

Allergien infolge einer Verdauungsschwäche

Nun gibt es jedoch noch eine weitere schwerwiegende Folge, die bei einer zu hohen Belastung unseres Körpers mit Umweltgiften oder chemisch-pharmazeutischen Medikamenten entstehen kann. Bei über 80 % aller stärkeren Allergiker liegt nämlich eine durch toxische Ablagerungen entstandene Enzymschwäche der Bauchspeicheldrüse vor. Werden jedoch zu wenig Verdauungsenzyme in der Bauchspeicheldrüse gebildet, kann die Nahrung nicht mehr richtig verdaut werden und es kommt zu einer vermehrten Fäulnis oder Gärung der Nahrung im Darm. Vermehrte Blähungen, Bauchschmerzen, weiche Stühle bis hin zu Durchfällen, aber auch Verstopfung sind die Folge. Außerdem erkrankt die Darmflora infolge der faulenden oder gärenden Nahrung und häufig kommt es sogar zu starkem Pilzbefall. Aufgrund dieser starken Darmflorastörungen wird die Darmwand großporiger und noch nicht verdaute Nahrungseiweiße gelangen vermehrt ins Blut. Nahrungseiweiße, die durch die Verdauungsenzyme noch nicht in ihre Einzelbausteine, die so genannten Aminosäuren, zerlegt worden sind, stellen jedoch für unser Blut äußerst giftige Substanzen dar und müssen sofort vom Immunsystem vernichtet werden. Je mehr das Immunsystem daher durch die Umweltgifte oder chemischen Medikamente bereits geschwächt ist und je mehr unverdaute Eiweißkörper zusätzlich ins Blut gelangen, was natürlich auch von der verzehrten Eiweißmenge abhängt, desto eher kommt es zu einer Überbelastung des Abwehrsystems. In einer solchen Situation reagiert das Abwehrsystem notgedrungen mit einer verstärkten Antikörperbildung. Die Antikörper koppeln sich an die unverdauten Eiweiße und machen sie so vorerst unschädlich. In der Regel merkt sich das Immunsystem diese erste Überbelastung des Blutes mit dem unverdauten Nahrungseiweiß und schüttet beim nächsten Kontakt mit demselben Eiweiß sicherheitshalber eine noch größere Menge an Antikörpern aus. Denn es weiß ja nicht, ob und wieviel Eiweiß letztendlich im Blut ankommen wird. Diese überschießende Immunantwort nennt man dann Allergie.

Haben Allergien einen Sinn?

Fragt man sich nach dem Sinn einer solchen überschießenden Abwehrreaktion, gibt es nur eine Antwort: Es ist die letzte Maßnahme des Immunsystems, den Körper vor einem anaphylaktischen Schock zu bewahren. Beim Immunsystem unterscheidet man im Wesentlichen drei Reaktionsstufen beziehungsweise -möglichkeiten, wie es auf Krankheitserreger und giftige Substanzen im Blut reagieren kann:
1. mit der gesunden, normalen Abwehrreaktion,

2. mit einer überschießenden Immunantwort (= Allergie) und
3. mit dem anaphylaktischen Schock, der eine lebensbedrohliche Entgleisung der Abwehrreaktion darstellt.

Unter einem anaphylaktischem Schock versteht man eine extrem starke allergische Reaktion des gesamten Körpers, bei der aufgrund des abrupten Blutdruckabfalls und der Verkrampfung der Bronchialmuskulatur Lebensgefahr besteht. Im Prinzip stellen daher die meisten anderen allergischen Reaktionen nur abgeschwächte Vorstufen des anaphylaktischen Schocks dar. Ist das Immunsystem daher geschwächt und kann es die Eindringlinge nicht mehr auf normalem Wege bekämpfen, ist es gezwungen, vermehrt Antikörper[6] zu bilden. Die überschießende Abwehrreaktion geschieht dabei aus Sicherheitsgründen, damit auch größere Mengen von Antigenen[6] unschädlich gemacht werden können. Auch wenn normale allergische Reaktionen in gewisser Hinsicht schon eine Entgleisung des Immunsystems darstellen, so sind sie dennoch begrenzt und kontrolliert gegenüber dem anaphylaktischen Schock und schützen den Körper so vor der lebensbedrohlichen Schocksituation.

Die meisten umwelt- und verdauungskraftbedingten Allergien stellen daher eine reine Sicherheitsmaßnahme des Körpers dar und haben ganz und gar nichts mit einem Fehlalarm des Abwehrsystems zu tun, wie immer wieder sogar von fachlicher Seite behauptet wird.

---

6 **Antigene** sind Substanzen, die in einem Organismus immunologische Abwehrreaktionen (Immunantworten) auslösen. Dabei können unter anderem Abwehrkörper (**Antikörper**) gebildet werden, die sich an die Antigene ankoppeln und sie so unschädlich machen *(siehe auch die Antwort auf die nächste Frage, Seite 28)*. Diese durch Antikörper gebundenen Antigene nennt man dann **Antigen-Antikörper-Komplexe**. Ein Antigen bezeichnet man jedoch erst dann als **Allergen**, wenn die Abwehrreaktionen des Organismus nicht mehr „kontrolliert", sondern überschießend, das heißt allergisch sind. Ein Allergen ist somit eine Substanz, die im Organismus eine allergische Reaktion hervorruft.

Zwei Gruppen umweltbedingter Allergiker

Bei den umweltbedingten Allergikern unterscheidet man somit zwei Gruppen:

Die erste Gruppe hat ausschließlich ein durch giftige Substanzen geschwächtes Immunsystem, weshalb die Betroffenen je nach der individuellen Immunschwäche Allergien auf grundsätzlich alle körperfremden Substanzen entwickeln können.

Bei der zweiten Gruppe liegt neben der allgemeinen Schwächung des Immunsystems eine Verdauungsschwäche zumeist der Bauchspeicheldrüse vor, wodurch die Nahrung nicht optimal verdaut werden kann. Blähungen, Bauchschmerzen, weiche Stühle bis hin zu Durchfällen, aber auch Verstopfung und mehr oder weniger starke Darmflorastörungen gehören neben den allergischen Reaktionen zu den Hauptsymptomen. Die Allergien werden bei dieser Gruppe zusätzlich durch die noch nicht verdauten Nahrungseiweiße ausgelöst, die aufgrund der krankhaft erhöhten Durchlässigkeit der Darmwand vermehrt ins Blut übertreten und das Immunsystem stark überfordern können. Starke Nahrungsmittelallergiker haben daher meistens eine geschwächte Verdauungskraft und leiden unter permanenten Darmbeschwerden.

Fragen und Antworten

Wie funktioniert die normale Immunabwehr beim gesunden Menschen?
Ist unser Immunsystem gesund, werden körperfremde Substanzen (Antigene) entweder von Enzymen zerlegt, von den so genannten Fresszellen aufgenommen (phagozytiert) und verdaut oder vorerst durch Antikörper gebunden und so unschädlich gemacht. Dabei ist die Antikörperproduktion beim gesunden Menschen immer der Situation angepasst und niemals überschießend. Diese durch Antikörper gebundenen Fremdkörper (Antigene) nennt man dann Antigen-Antikörper-Komplexe, welche schließ-

lich sowohl beim Gesunden als auch beim Allergiker von bestimmten weißen Blutkörperchen, den so genannten eosinophilen Granulozyten, phagozytiert und verdaut werden. Da bei einem stärkeren Allergiker die Menge der Antigen-Antikörper-Komplexe im Blut über das normale Maß ansteigt, werden zum Abbau dieser Komplexe auch vermehrt Eosinophile benötigt, weshalb alle stärkeren Allergiker einen erhöhten Blutwert der Eosinophilen, eine Eosinophilie, aufweisen.

Welche Verdauungsschwäche spielt bei der Entstehung von verdauungskraftbedingten Allergien die größte Rolle?
Grundsätzlich gibt es drei Arten von Verdauungsschwächen: die Eiweiß-, die Kohlenhydrat- und die Fettverdauungsstörung. Bei einer verminderten Eiweißverdauung ist entweder die Magensäurebildung reduziert oder die eiweißverdauenden Enzyme des Magens oder der Bauchspeicheldrüse werden weniger gebildet. Bei einer Schwäche der Kohlenhydratverdauung sind die kohlenhydratspaltenden Enzyme verringert und bei einer gestörten Fettverdauung wird entweder zu wenig Galle in der Leber oder das fettspaltende Enzym Lipase in der Bauchspeicheldrüse produziert.

Auch wenn alle drei Verdauungsschwächen zu mehr oder weniger starken Verdauungsbeschwerden und Darmflorastörungen führen, so spielt eine geschwächte Eiweißverdauung bei der Entstehung von Allergien dennoch die größte Rolle. Nicht verdaute Eiweiße verursachen nämlich nicht nur die stärksten Darmflorastörungen, sondern stellen im Vergleich zu unverdauten Kohlenhydraten oder Fetten auch die aggressivsten Allergene[7] für unser Blut dar.

---

7 Allergene sind Substanzen (Antigene), die in einem Organismus Allergien hervorrufen.

Einige Zahlen[8], die nachdenklich stimmen:
- Ungefähr jeder zweite Deutsche weist bereits eine mehr oder weniger starke umwelt- oder ernährungsbedingte Enzymschwäche der Bauchspeicheldrüse auf.
- Zirka 80 % aller stärkeren Allergiker haben eine Verdauungsschwäche der Bauchspeicheldrüse.
- Liegt generell eine Verdauungsschwäche der Bauchspeicheldrüse vor, so haben
  – mindestens 80 % der Betroffenen eine geschwächte Eiweißverdauung,
  – 10 bis 20 % weisen eine verminderte Kohlenhydratverdauung auf und bei
  – 5 bis 10 % ist die Fettverdauung gestört.

(Mischformen dieser Verdauungsschwächen sind möglich.)

Kann man denn auch Nahrungsmittelallergien ohne eine Verdauungsschwäche bekommen?

Ja! Da ein geschwächtes Immunsystem grundsätzlich auf alle natürlichen und unnatürlichen Substanzen allergisch reagieren kann, können auch Nahrungsmittelallergien bei einem Menschen mit gesunder Verdauungskraft entstehen. Das liegt daran, dass kleine Mengen unverdauter Nahrungseiweiße und anderer unerwünschter Nahrungsbestandteile auch bei gesunden Darmverhältnissen ins Blut gelangen und vernichtet werden müssen. Ist das Immunsystem stark geschwächt, können diese geringen Mengen schon zu viel sein, weshalb der Körper dann mit einer überschießenden Antikörperbildung, einer Allergie, reagieren muss. Dennoch haben ungefähr 80 % der stärkeren Nahrungsmittelallergiker auch eine Verdauungsschwäche und leiden daher neben den permanenten Darmflorastörungen in der Regel auch unter regelmäßig auf-

---

8 Bei sämtlichen prozentualen Angaben handelt es sich um eine private Statistik, die sich auf über 2000 Patienten bezieht.

tretenden Blähungen, weichen Stühlen bis Durchfällen oder auch Verstopfung.

Wie können Sie die verschiedenen Verdauungsleistungen des Magens, der Bauchspeicheldrüse oder der Gallenbildung in der Leber feststellen?
Da es bis heute keine schulmedizinische Untersuchungsmethode zur Bestimmung der genauen Verdauungskraft gibt, habe ich ein eigenes Diagnoseverfahren entwickelt, wodurch die Säftebildung der einzelnen Verdauungsorgane relativ genau ermittelt werden kann. Es handelt sich dabei um verschiedene kinesiologische Tests, mit denen nacheinander die maximale Bildung der Magensäure, der Galle und aller wichtigen Verdauungsenzyme bestimmt wird. *(Mehr zum kinesiologischen Testverfahren in „Testmethoden für Allergien", Seite 71.)*

Wenn so viele starke Allergiker auch eine Verdauungsschwäche aufweisen, dann sind die oft therapieresistenten Darmflorastörungen und Pilzerkrankungen bei diesen Menschen also nicht die Folge der Allergien, wie hin und wieder behauptet wird, sondern der faulenden oder gärenden Nahrung aufgrund der fehlenden Verdauungssäfte?
Genau so ist es! Selbstverständlich können Allergien keine Darmflorastörungen verursachen. Jedoch kann eine stärkere Verdauungsschwäche, insbesondere eine Schwäche der Eiweißverdauung, an der Entstehung von Allergien beteiligt sein, wodurch die Allergien und Darmfloraerkrankungen dann natürlich eine gemeinsame Ursache haben: die Verdauungsschwäche.

Können Allergien vererbt werden?
Nein! Allergien selbst können nie vererbt werden. Das würde sonst bedeuten, dass sie nur sehr schwer oder gar nicht heilbar wären, was jedoch nicht der Realität entspricht. Alle Allergien werden immer im Leben erworben, sogar die der Babys *(siehe nächstes*

Kapitel), und sind in der Regel immer heilbar! Das einzige, was bereits seit Jahrtausenden von einer Generation zur nächsten vererbt wird, sind die genetisch bedingten Schwachstellen (Krankheitsanlagen) des Körpers, die leichter als andere Körperbereiche erkranken und an denen sich die allergischen Reaktionen letztendlich äußern können. Zu diesen Schwachstellen kann natürlich auch das Immunsystem selbst gehören, so dass diese Menschen dann eher zu Allergien neigen oder eine immunologische Erkrankung bekommen als andere.

Was sind Pseudoallergien?
Pseudoallergien unterscheiden sich von echten Allergien darin, dass weder eine überschießende Bildung von Antikörpern (genauer: keine überschießende IgE-Bildung) noch eine Histaminausschüttung stattfindet. Dennoch treten ähnliche körperliche und seelische Reaktionen wie bei den echten Allergien auf. Die Mechanismen, die zu den Symptomen führen, sind bis heute noch weitgehend unerforscht. Sicher ist jedoch, dass es sich bei den Pseudoallergien um eine verstärkte Sensibilität gegenüber Außenreizen, Giften oder Nahrungsmitteln handelt. Verursacht werden sie durch dieselben Faktoren wie die echten Allergien: in der Regel durch eine Vergiftung und Überlastung des Körpers mit Umweltgiften und chemisch-pharmazeutischen Medikamenten. Man spricht daher bei Pseudoallergien auch vom so genannten MCS-Syndrom, von der Multiplen Chemischen Sensibilität. Eine Therapie und Heilung von Pseudoallergien beziehungsweise der MCS ist daher genauso möglich wie die von echten Allergien. Die Entgiftung des Körpers spielt dabei die größte Rolle.

Gibt es Medikamente, die besonders allergiefördernd sind?
Prinzipiell stellen alle chemisch-pharmazeutischen Medikamente eine mehr oder weniger starke Belastung für unseren Körper dar. Auch wenn einige chemische Wirkstoffe Kopien von körpereigenen oder pflanzlich vorkommenden Substanzen darstellen, so fehlt ihnen

dennoch der Verbund in der gesamten Pflanze und letztlich das Leben, da sie „im Reagenzglas" entstanden sind. Zumindest ist bekannt, dass die meisten chemisch-pharmazeutischen Medikamente teilweise im weichen Bindegewebe, in den Knochen, im Gehirn und in allen anderen Organen abgelagert werden. Die Palette dieser Medikamente reicht von den Chemotherapeutika und den vielen verschiedenen Antibiotika über Betäubungs- und Schmerzmittel bis hin zu den äußerst umstrittenen Psychopharmaka. Bekanntlich können sie aber auch in der Schwangerschaft über die Plazenta in den Embryo und Fötus gelangen und schwerste Entwicklungsstörungen verursachen. Ich erinnere nur an die so genannten Contergankinder[9]. Aber auch chemische Wehenhemmer können durchaus nachhaltige Schäden beim werdenden Baby auslösen. Dazu zählen nicht nur Allergien, die das Baby dann bereits in den ersten Lebenstagen entwickeln kann, sondern auch epileptische Anfälle oder Atmungsstörungen während des Schlafes.

Was die Therapie mit chemisch-pharmazeutischen Medikamenten anbetrifft, so können einige von ihnen trotz ihrer möglichen Nebenwirkungen durchaus lebensrettend oder lebenserhaltend sein, weshalb ich die derzeitige Medizin mit diesen Medikamenten keineswegs generell verurteilen will. Das Ziel sollte jedoch sein, Heilmethoden und Medikamente zum Einsatz zu bringen, die weniger oder gar keine Nebenwirkungen haben und die nicht nur die Symptome von akuten oder chronischen Krankheiten behandeln, sondern deren Ursachen.

---

9 Bei Contergan handelt es sich um ein Schlafmittel, das embryonale Missbildungen vor allem der oberen Extremitäten verursacht und deshalb aus dem Handel gezogen wurde.

Kann man sagen, dass umweltbedingte Allergien ein Vorstadium von Krebs sind?
Ja! Alle umweltschädlichen Faktoren, die letztendlich das Immunsystem überfordern und schwächen, belasten auch den Zellstoffwechsel und sind damit mehr oder weniger zelltoxisch. Wer daher viele Jahre oder Jahrzehnte ein Multiallergiker ist, trägt ein deutlich höheres Risiko in sich, an Krebs zu erkranken, als ein Nichtallergiker. Das bedeutet jedoch nicht, dass man ausschließlich als Allergiker Krebs bekommen kann oder dass alle starken Allergiker irgendwann Krebs bekommen. Es besagt nur, dass es bei einem stärkeren Allergiker aufgrund der überforderten und geschwächten Abwehrsituation des Immunsystems und der entsprechenden Bindegewebsbelastungen und Stoffwechselstörungen leichter zur Zellentartung kommen kann als bei einem Menschen mit gesunden Stoffwechselfunktionen und intaktem Immunsystem.

> Mittlerweile stirbt jeder vierte bis dritte Deutsche an Krebs. Gleichzeitig nimmt aber auch das durchschnittliche Sterblichkeitsalter für Krebs immer mehr ab. Die Menschen erkranken also immer früher an Krebs und immer mehr Kinder sind davon betroffen.

Welchen Einfluss hat die Luftqualität auf Allergien?
Wenn uns Umweltgifte krank machen können, so hat die Luftqualität natürlich eine große Bedeutung für unsere Gesundheit. Menschen, die in Großstädten oder Industriegebieten wohnen und arbeiten, sind daher in der Regel deutlich stärker mit Giften belastet als Menschen, die beispielsweise in den Bergen oder Küstenregionen leben. Jeder Allergiker kann daher davon profitieren, wenn er in eine weniger belastete Gegend zieht oder dort Urlaub macht. Infolge der besseren Luftqualität fängt der Körper nämlich automatisch an zu entgiften, bis man sich an das neue Klima angepasst

hat. Das ist der Grund, warum sich bei so manchem Allergiker die Beschwerden verringern oder verlieren, wenn er zum Beispiel für längere Zeit eine Kur in den Alpen oder Urlaub in den Wäldern von Kanada macht.

Allerdings hat diese Entgiftung auch ihren Preis! Denn die meisten Urlauber oder Auswanderer fühlen sich in den ersten Tagen, Wochen oder sogar Monaten während ihres Aufenthaltes am Meer, in den Bergen oder kanadischen Wäldern ausgesprochen müde und schlapp. Oft treten auch Kopfschmerzen, Muskel- und Gelenkbeschwerden oder auch psychische Stimmungsschwankungen auf. Der Grund dafür ist die starke Leberbelastung, da die bessere Luftqualität die Blutqualität verbessert, wodurch das Bindegewebe zur Entgiftung angeregt wird und die gelösten Gifte und Schlacken über die Leber und Nieren ausgeschieden werden müssen. Wer in einer solchen Situation dann die Leber und Nieren in der Ausleitung der Gifte unterstützt, wird relativ schnell wieder der Alte sein. *(Informationen zur Lebertherapie unter „Vorsicht vor Entgiftungskrisen", Seite 149.)*

Leider gibt es zunehmend mehr Menschen, die aufgrund der umweltbedingten Bindegewebsbelastungen und Stoffwechselstörungen so stark verschlackt sind, dass ein Aufenthalt für sie in so genannten Luftkurorten zur Tortur werden kann. Wenn der Klimareiz nämlich so stark ist, dass deutlich mehr Gifte und Schlacken aus dem Bindegewebe gelöst werden, als die Leber und Nieren verarbeiten können, stauen sich diese regelrecht im Blut und können nicht nur vorhandene Krankheiten, wie Allergien oder Rheuma, vorübergehend verstärken, sondern sogar neue verursachen. Die Giftmenge im Blut sollte also bei keiner Entgiftungskur oder -therapie so groß sein, dass das Abwehrsystem und die Ausscheidungsorgane dadurch überfordert werden. Wer hingegen eine solche klimabedingte Erstverschlimmerung durchsteht, wird danach für sein Durchhalten belohnt werden. Denn wenn die Entgiftung nach einigen Wochen oder Monaten nachlässt, wird es in der Regel allen Betroffenen deutlich besser gehen als vor dieser Anpassungsphase.

Die Entstehung von Allergien bei Babys und Kleinkindern

Viele Eltern fragen sich heute, warum ihre Babys oder Kleinkinder zum Teil hochgradig allergisch reagieren, wo sie doch noch gar keinen oder nur relativ kurze Zeit Kontakt zur Außenwelt gehabt hatten. Oft wird den Müttern geraten, möglichst lange zu stillen und die Kinder nach dem Abstillen weitgehend kuhmilchfrei zu ernähren, weil das Eiweiß der Kuhmilch für viele Menschen ein besonders starkes Allergen darstellt. Und dennoch haben immer mehr Babys und Kinder Allergien, auch wenn sie keine Milchprodukte bekommen.

Schwangerschaftsentgiftung: Ursache für Allergien bei Babys

Die Ursache für die Entstehung von Allergien bei Babys und Kleinkindern sind wiederum die vielen verschiedenen Umweltgifte und chemischen Medikamente. Denn in der Schwangerschaft löst sich unter dem Einfluss der Schwangerschaftshormone ein Teil dieser chemischen Substanzen und Schwermetalle neben den ganz normalen Stoffwechselablagerungen vermehrt aus dem Bindegewebe und den Organen und gelangt über die Plazenta in das heranwachsende Baby. Die immer häufiger vorkommende Schwangerschaftsübelkeit lässt sich vor allem auf eine starke Leberbelastung durch diese Entgiftung zurückführen, wenn die Leber mehr entgiften muss als sie kann. Dabei stauen sich die gelösten Schlacken und Gifte dann regelrecht vor der Leber im Blut. Und da der Magen, die Bauchspeicheldrüse und der Darm ihr Blut direkt der Leber zuführen, kann sich ein Rückstau natürlich primär in diesen Organen bemerkbar machen. Übelkeit, Erbrechen, vermehrte Blähungen, Stuhlbeschwerden, Hämorrhoiden und Venenstauungen in den Beinen bis hin zu stauungsbedingten Darmflorastörungen und Pilzerkrankungen sind daher häufige Symptome für dieses Leiden.

Alle Maßnahmen, die den Leberstoffwechsel unterstützen, können diese Beschwerden lindern oder beseitigen. Da die Leber zur Entgiftung vor allem viel Vitamin C, B1 und B6 im Zusammenwirken mit Zink benötigt, kann man die Entgiftungsfunktion der Leber sehr gut mit einer Substitution dieser Vitalstoffe erhöhen. Ich empfehle jedoch, möglichst natürliche Vitaminpräparate zu verwenden *(siehe auch „Vorsicht vor Entgiftungskrisen", Seite 149)*. Daneben gibt es hervorragende homöopathische Lebertherapeutika, wozu unter anderem das Tote-Meer-Salz in der D33[10] gehört, und einige pflanzliche Extrakte, wie zum Beispiel aus der Mariendistel, dem Schöllkraut, den Artischocken oder der Gelbwurz (Curcuma).

Immer mehr Babys haben eine Verdauungsschwäche!

Aber auch wenn der Leberstau durch eine geeignete Lebertherapie kompensiert wird, befinden sich die Gifte im Blut und erreichen über die Plazenta den Embryo beziehungsweise Fötus. Beim nicht kompensierten Leberstau können das natürlich bedeutend mehr sein! Das ungeborene Kind lagert nun diese Umweltgifte und chemischen Medikamente in seinem Bindegewebe und in den Organen ab. Je nach Affinität der Gifte zu bestimmten Körperregionen und der genetischen Veranlagung können sie daher auch in die abwehrzellbildenden Organe (Lymphknoten, Thymusdrüse,

---

10 Das Tote-Meer-Salz in der D33 gehört zu den stärksten homöopathischen leber- und gallewirksamen Heilmitteln, das alle Entgiftungsfunktionen der Leber unterstützt. Da es nicht wie die meisten anderen homöopathischen Mittel den homöopathischen Individualitätsgesetzen unterliegt, kann es bei allen Menschen und sogar bei Tieren gleichermaßen eingesetzt werden. Die genaue Anwendung wird ausführlich im Kapitel 20 des Buches „Auf den Spuren der Methusalem-Ernährung – Gesund und Allergiefrei" erklärt.

Milz etc.) gelangen, wodurch das Immunsystem bereits im Mutterleib in Mitleidenschaft gezogen wird. Immer häufiger sind von diesen Giftbelastungen aber auch die Bauchspeicheldrüse oder der Magen betroffen, weshalb die Bildung der Verdauungssäfte schon ab der Geburt mehr oder weniger geschwächt sein kann. In den meisten Fällen liegt dann eine Eiweißverdauungsstörung vor.

Das ist der Grund, warum in den letzten Jahren immer mehr Babys mit einem stark geschwächten Immunsystem und einer durch chemische Substanzen oder Schwermetalle bedingten Verdauungsschwäche geboren werden. Manchmal weisen sie sogar nur ein Viertel oder ein Fünftel der normalen Verdauungskraft auf. Die Verdauungskraft ist dann so gering, dass diese Babys nicht einmal 200 ml Muttermilch mit nur 2,4 Gramm Eiweiß normal verdauen können. In weniger starken Fällen reagieren sie darauf mit Blähungen, leichten Bauchschmerzen, Durchfällen und Darmflorastörungen. In extremeren Fällen werden die so genannten Drei-Monats-Koliken hingegen zu Sechs-Monats-Koliken oder enden überhaupt nicht mehr. Außerdem entstehen durch die vermehrte Eiweißfäulnis relativ häufig zusätzliche Pilzerkrankungen (Candidapilze etc.) im Darm, die auch als weißer Soor im Mund auftreten können. Und oft entwickelt sich schon in den ersten Tagen nach der Geburt eine Allergie auf das nicht verdaute Muttermilcheiweiß oder das Eiweiß der adaptierten Flaschennahrung.

Je nach der erblich bedingten Veranlagung können die allergischen Reaktionen auf der Haut oder im Bereich der Schleimhäute des Verdauungstraktes, der Atemwege und anderer Organe auftreten.

Eine ursächliche und dauerhafte Heilung von Allergien bei derart betroffenen Kindern ist nur möglich, wenn der Körper zumindest teilweise von den Umweltgiften befreit wird und sich im Verlauf der Therapie auch die Verdauungskraft wieder normalisiert.

Was Eltern noch wissen sollten: Während der Zahnung können sich allergische Reaktionen bei Babys kurzfristig verschlimmern.

Fragen und Antworten

Ist es überhaupt sinnvoll, wenn Babys trotz der bekannten Muttermilchbelastungen gestillt werden?
Grundsätzlich ist die Muttermilch die gesündeste Nahrung für Babys, die in ihrer Zusammensetzung ideal auf den Stoffwechsel der Säuglinge abgestimmt ist. Dass zum Teil relativ hohe Dioxinmengen und andere Schadstoffe in der Muttermilch nachgewiesen werden können, ist darauf zurückzuführen, dass der Körper der Frau über die Muttermilch genauso entgiftet wie in der Schwangerschaft oder über die Menstruationsblutung. Trotz dieser Belastungen empfehle ich dennoch, so lange wie möglich zu stillen. Denn die alternativen Trockenmilchprodukte können durchaus ebenso stark belastet sein. Außerdem fehlen ihnen einige wichtige Inhaltsstoffe (Abwehrkörper, natürliches Vitamin E, hochungesättigte Fettsäuren etc.) und die Lebenskraft der Muttermilch, die ausgesprochen wichtig für das Immunsystem und das gesunde Wachstum sind.

Was kann ich als Mutter tun, damit mein Baby mit einem gesunden Immunsystem auf die Welt kommt?
Sie sollten dafür sorgen, dass in der Schwangerschaft so wenig Gifte wie möglich über die Plazenta in den Embryo beziehungsweise Fötus gelangen. Das schließt jedoch nicht nur eine gesunde Lebensführung ein (gesunde Ernährung, keinen Alkohol, weder aktives noch passives Rauchen, möglichst keine chemisch-pharmazeutischen Medikamente, gesundes Wohnklima, gesunde Luft), sondern auch, dass Ihr Körper in der Schwangerschaft so wenig wie möglich entgiftet. Beachten Sie daher, dass Ihre Ernährung in der Schwangerschaft zwar gesund, aber auf keinen Fall deutlich besser (basischer, vollwertiger etc.) ist als in den letzten Wochen davor. Denn jede Ernährungsverbesserung stellt bereits einen zusätzlichen Entgiftungsimpuls für den Körper dar.

Um während der Schwangerschaft so wenig abgelagerte Umweltgifte und Medikamente wie möglich auf das werdende Baby zu übertragen, sollten Sie sich in der heutigen Zeit mindestens ein ganzes Jahr lang zuvor entgiftet haben. Solange Sie selber jedoch noch unter umweltbedingten oder allergischen Beschwerden leiden, wissen Sie, dass Ihr „persönliches Fass" noch randvoll ist! Dann ist die Gefahr natürlich besonders groß, dass sich in der Schwangerschaft viele Gifte lösen und auf das Kind übertragen werden. Das ist der Grund, warum allergische Mütter viel häufiger allergische Babys bekommen als gesunde Mütter. Der Rückschluss, dass Allergien deshalb vererbbar sind, ist natürlich falsch. Wie Sie Ihren Körper mit Hilfe der Nahrung entgiften können, habe ich ausführlich in meinem Buch „Auf den Spuren der Methusalem-Ernährung – Gesund und Allergiefrei" beschrieben. Mit der dort beschriebenen Methode können Sie alle chemischen Substanzen, Schwermetalle und sonstigen Gifte und Schlacken mobilisieren und ausleiten. Eine ebenfalls hervorragende Entgiftungsmethode stellt jedoch auch die Vitamin-Entgiftung dar, auf die ich ausführlich im Kapitel „Ursächliche Allergietherapien" eingehe.

Kann ich mein Kind vor Allergien schützen, wenn ich es milcheiweißfrei ernähre?
Nein, obwohl diese Meinung von einigen Therapeuten und Autoren vertreten wird. Milcheiweiß stellt zwar eines der häufigsten und stärksten Nahrungsmittelallergene dar, welches das Immunsystem derart belasten kann, dass dadurch auch andere Allergien entstehen oder verstärkt werden, jedoch schützen Sie sich oder Ihr Kind mit einer milcheiweißfreien oder -armen Ernährung keinesfalls vor der Entstehung von Allergien. Die Hauptursachen der Allergien habe ich auf den vorigen Seiten ausführlich beschrieben. **Milchprodukte können somit zwar Auslöser von Allergien sein, die wahren Ursachen von Allergien sind sie jedoch nicht!** Wenn Ihr Kind daher auf Milchprodukte – häufig ist ja bereits die Muttermilch schon ein Allergen – allergisch reagiert, liegt meistens eine umweltbedingte Verdauungsschwäche vor und das Immunsystem ist bereits stark geschwächt. Ihrem Kind mag es durch eine milch-

eiweißfreie Ernährung dann vielleicht besser gehen, durch das Weglassen von Milchprodukten heilen Sie jedoch auf keinen Fall die allergische Gesamtsituation. Eine wirkliche Heilung von umweltbedingten Allergien beziehungsweise einer umweltbedingten Immunschwäche erreichen Sie vor allem durch die Entgiftung des Körpers und die Reaktivierung einer möglicherweise geschwächten Verdauungskraft. Diese Maßnahmen stellen auch zugleich die beste Allergieprophylaxe dar *(siehe hierzu „Ursächliche Allergietherapien", Seite 129).*

Grundsätzlich kann man zwar völlig gesund ohne Milchprodukte und tierisches Eiweiß leben, jedoch birgt die milch- und tiereiweißfreie Ernährung auch gewisse Risiken in sich. Milchprodukte sind zumindest gute Lieferanten für hochwertiges Eiweiß, Kalzium und Vitamin B12 und sie enthalten auch ein wenig Vitamin D, soweit es sich nicht um Magermilchprodukte handelt (Vitamin D ist fettlöslich und daher an das Milchfett gebunden). Das sind vier Nährstoffe, die für das Wachstum und die geistige Entwicklung von Kindern unentbehrlich sind. Wer daher sich selbst und seine Kinder milcheiweißfrei ernähren will oder muss, sollte wissen, wie man für diese Nährstoffe einen guten Ausgleich schafft. In „Auf den Spuren der Methusalem-Ernährung – Gesund und Allergiefrei" gehe ich ausführlich auf dieses Thema ein.

Wie erklärt sich das so genannte „Herauswachsen" aus den Allergien bei einigen Kindern, wenn sie das Kindergarten- oder Schulalter erreicht haben.
Einerseits hängt dieses Phänomen damit zusammen, dass sich das Immunsystem erst in den ersten Lebensjahren ausbildet. Andererseits kommt es während der Wachstumsphase von Babys bis zum Jugendalter ungefähr zu einer Verzehnfachung der Verdauungskraft, wodurch auch die Leistung des möglicherweise geschwächten Verdauungsorgans im entsprechenden Verhältnis zu den gesunden Organfunktionen zunimmt. Je nach der Ausgangssituation kann diese Zunahme der Verdauungskraft dann im Kleinkind-

alter, häufig aber auch erst im Schulalter für eine vollständige Eiweißverdauung ausreichen, so dass man geradezu aus verdauungskraftbedingten Allergien herauswächst.

Das Missverhältnis zwischen der Verdauungsleistung des geschwächten Organs und den normalen Funktionen bleibt jedoch meistens bestehen. Wenn dann infolge irgendwelcher äußerer oder innerer Umstände dieses Organ wieder geschwächt wird, können die früheren Verdauungsbeschwerden, Darmflorastörungen und Allergien natürlich schnell wieder auftreten.

Leben Sie in einem gesunden Wohnklima?

Ein gesundes Wohnklima hat eine nicht zu unterschätzende Bedeutung für unser Immunsystem. Vor allem dann, wenn schon ein geschwächtes Abwehrsystem und Allergien vorhanden sind, können Schimmelpilze in der Wohnung oder formaldehydhaltige Möbel den Gesundheitszustand deutlich verschlechtern. Nicht nur als Allergiker, sondern auch als Gesunder sollte man daher für ein gesundes Wohnklima sorgen.

Checkliste für ein gesundes Wohnklima:

1. Da feuchte Wände bei mittlerer Raumtemperatur der beste Nährboden für **Schimmelpilze** sind, sollten alle verdächtigen Wandstellen genau unter die Lupe genommen werden. Ist man fündig geworden, müssen die Wände trockengelegt werden. Reiben Sie die Pilze zum Beispiel mit Essig ab und tragen Sie auf die betroffenen Stellen entsprechende Mittel auf, welche die Schimmelpilze abtöten. Diese Mittel können jedoch selbst giftige Chemikalien enthalten! Sie erhalten sie in Drogerien und anderen Geschäften. In der Adressenliste *(siehe Anhang)* finden Sie die Anschriften von Lieferanten, bei denen Sie ein relativ harmloses Präparat bestellen können, dessen Wirkstoffe Borsalz und Wasserglas (= Natronwasserglaslösung) sind. Borsalz beziehungsweise Borsäure können Sie zur Behandlung von Schimmelpilzen natürlich auch in der Apotheke kaufen. Ist der Befall hingegen zu stark, sollten Sie nicht lange herumexperimentieren, sondern die betroffenen Wandstellen sanieren lassen.

2. Sie sollten keine Möbel in Ihren Räumen stehen haben, die stark mit **Formaldehyd** belastet sind. Bis zu 20 Jahre lang können sie ausgasen. Formaldehyd ist vor allem in Pressspanplatten

enthalten, aus denen viele Möbel hergestellt werden. Aber auch in Farben und Lacken sowie Teppich- und Parkettklebern findet es als Lösungsmittel häufig Verwendung.

3. Eine große Belastung kann von **Holzschutzmitteln** (PCP, Lindan etc.) ausgehen. Achten Sie daher darauf, dass sich im Wohnbereich nur unbehandeltes oder mit biologischen Präparaten eingelassenes Holz befindet. Das betrifft alle Holzdecken, Holzbalken, Fensterrahmen und Türen vor allem in älteren Häusern.

4. Als Fußbodenbeläge sollten möglichst nur natürliche Produkte verwendet werden. Dazu gehören Holzparkett, Kork und Linoleum sowie unbehandelte Naturfasern, wie Sisal, Kokos oder Jute. Als Kleber verwenden Sie bitte ausschließlich biologische Produkte, die keine chemischen Lösungsmittel und andere giftige Substanzen wie PAK (polyzyklische aromatische Kohlenwasserstoffe) enthalten. Bei den PAK handelt es sich um eine Gruppe von einigen hundert Verbindungen, die unter anderem in den 60er und 70er Jahren in teerhaltigen Parkettklebern vorkamen. Daher können vor allem alte, konventionell verklebte Parkettböden mit großen Ritzen und sich vom Untergrund lösenden Holzteilen problematisch sein, weil dadurch PAK-Partikel frei werden und den Raum kontaminieren.

5. Wussten Sie, dass fast alle Wollteppiche mit giftigen **Mottenschutzmitteln** (Permethrin, Lindan etc.) behandelt sind, wenn Sie nicht ganz bewusst unbehandelte Teppiche gekauft haben? Dasselbe gilt für Matratzen aus Naturfasern (Kokos, Wolle etc.), besonders für die preisgünstigeren Angebote aus großen Warenhäusern.

    EMPFEHLUNG: Trennen Sie sich von solchen Gegenständen auch im Zweifelsfall!

6. **Elektrosmog** im Wohnbereich ist heutzutage fast die Regel. Es gibt kaum noch Wohnungen und Häuser, die nicht regelrecht

von elektromagnetischen Feldern durchdrungen werden. Nicht verdrillte und isolierte Stromkabel in den Wänden umgibt dabei ein Feld mit einem Radius von knapp einem Meter, bei Stereoanlagen sind es sogar bis zu zwei Meter. Denken Sie auch an die Elektronenstrahlen, die aus den Bildröhren von Fernsehern und Computern möglicherweise tagtäglich auf Sie einwirken. Aber auch sämtliche Leuchtstoffröhren wirken sich negativ auf das Immunsystem aus.

EMPFEHLUNGEN:
– Lassen Sie sich für die Schlafräume **Netzfreischalter** einbauen, wodurch die Spannung im Stromkreis auf 4 Volt gesenkt wird. Elektromagnetische Felder sind dann kaum noch nachweisbar.

– Falls Sie den Betrag (ca. 100 Euro) nicht investieren wollen, sollten zumindest keine elektrischen Geräte im Schlafzimmer stehen, vor allem kein Radiowecker auf dem Nachttisch. Benutzen Sie anstelle dessen eine batteriebetriebene oder aufziehbare Uhr.

– Verwenden Sie in Ihrer Wohnung **nur konventionelle Glühbirnen**. Leuchtstoffröhren (inkl. Sparlampen und „Bio-Röhren" mit tageslichtähnlichem Lichtspektrum) sollten in den normalen Wohn- und Arbeitsräumen nicht vorkommen, weil von ihnen überdurchschnittliche elektromagnetische Felder ausgehen.

– Arbeiten Sie viel am Computer, empfehle ich Ihnen, einen **TFT-Bildschirm** (Flachbildschirm) zu kaufen. Die Strahlung, die von diesem Display ausgeht, ist deutlich geringer als von Röhrenbildschirmen.

– Schauen Sie so wenig fern wie möglich. Eine Alternative zu den herkömmlichen Bildröhrenfernsehern sind aber auch hier schon die Flachbildfernseher mit einem TFT-Bildschirm (Planatron). Zur Zeit sind diese Fernseher jedoch noch verhältnismäßig teuer. Dennoch gehört dieser und ähnlichen Entwicklungen, wie den Plasmabildschirmen, die Zukunft.

Ein weiteres Problem, das zunehmend an Bedeutung gewinnt, ist der digital gepulste **Mobilfunk** (periodisches Funken). Für viele Wissenschaftler und Forscher steht bereits fest, dass er einen stark schwächenden Einfluss auf den gesamten Körper und somit auch auf das Immunsystem von Mensch und Tier ausübt, wodurch die Bereitschaft für die Entstehung von Krankheiten und Allergien deutlich zunimmt. Das betrifft nicht nur alle Mobilfunksender und eingeschalteten Handys, sondern auch alle schnurlosen Heimtelefone mit dem DECT- oder GAP-Standard, die regelrechte *Dauersender* darstellen und nicht nur dann senden, wenn ein Anruf ankommt.

„**Mobilfunk macht krank. Sendeanlagen der D-Netze und des E-Netzes, so haben einschlägige Wissenschaftler herausgefunden, verursachen Schlafstörungen, Kopfschmerzen, Herzrhythmusstörungen, erhöhen den Blutdruck und verändern das Blutbild. Es soll sogar zu Potenz- und Fruchtbarkeitsstörungen und zur Schwächung des Immunsystems kommen, und zwar bei Mensch und Tier. Schuld daran seien niederfrequent gepulste Hochfrequenzen sowie elektromagnetische Felder im hochfrequenten Bereich . . .**" (Süddeutsche Zeitung, 29./30. Januar 2000)

Gepulste Signale, die auf Wechselstrom basieren (die derzeitig angewandte Mobilfunktechnologie), sind nach Dr. Hans U. Hertel, dem Europa-Präsidenten des Weltfundamentes für Natur-Wissenschaften, vor allem deshalb so gefährlich, weil sie viel eher genetische Veränderungen im Zellkern hervorrufen können als eine ungepulste Gleichstromstrahlung, wie sie ausschließlich in der Natur vorkommt. Somit ist nach Dr. Hertel nicht die Telekommunikation an sich schlecht, sondern nur die derzeit angewandte Technologie. Die Ansätze einer naturgemäßen Technologie sind bereits vorhanden, sie müsste nur gefördert und weiterentwickelt werden![11]

Alltägliche Beobachtungen und die Forschung liefern immer mehr Belege, dass gepulste Frequenzen mitverantwortlich für folgende gesundheitliche Störungen sind oder diese auslösen können:
- innere Unruhe, Nervosität, Schlafstörungen
- ständige Müdigkeit, Erschöpfung, Antriebslosigkeit
- Depressionen
- Konzentrations-, Gedächtnis- und Lernstörungen
- Kopfschmerzen, Migräne
- Ohrensausen, Schwindel
- Augenreizungen, Grauer Star
- Herzrhythmusstörungen, Bluthochdruck
- Muskelverspannungen
- Veränderung des Blutbildes (nicht ausgereifte rote Blutkörperchen)
- Immunschwäche, Allergien, Autoimmunerkrankungen
- Potenzstörungen, Zeugungsunfähigkeit, Unfruchtbarkeit
- beschleunigtes Krebswachstum
- Alzheimer-Krankheit

EMPFEHLUNGEN:
- Falls Sie ein schnurloses Heimtelefon mit dem DECT- oder GAP-Standard (digitale Dauersender, betrifft fast alle schnurlosen Heimtelefone, die derzeit verkauft werden!) verwenden, empfehle ich Ihnen, dieses durch ein Kabeltelefon oder ein analoges schnurloses Telefon, das nur dann sendet, wenn ein Anruf ankommt und wirklich telefoniert wird, zu ersetzen. So manche Beschwerden, die durch die gepulste Strahlung verstärkt oder ausgelöst werden,

---

11 Aussagen aus einem Interview mit Dr. Hans U. Hertel in der Zeitschrift „*Zeiten*Schrift", Nr. 24/4. Quartal 1999 *(siehe Quellenverzeichnis).*

können sich dann in wenigen Tagen oder Wochen verringern oder sind nach einiger Zeit sogar ganz verschwunden.
– Verwenden Sie so wenig wie möglich ein Handy.
– Der nächste Mobilfunksender sollte mindestens 600 bis 1000 Meter entfernt sein. Achten Sie daher auch bei einem Umzug auf diesen Mindestabstand.

Möchten Sie mehr zu diesem Thema erfahren, wenden Sie sich bitte an die *Bürgerwelle e.V.,* Deutschlands größten Dachverband zum Schutz vor Elektrosmog, der über 200 Bürgerinitiativen betreut. Die *Bürgerwelle* beschäftigt sich intensiv mit dem Thema Elektrosmog und Mobilfunk und will die Bevölkerung, die Behörden und Verbände umfassend informieren und über die möglichen Gefahren aufklären. Zu diesem Zweck werden hochaktuelle Info-Pakete verschickt und können Referenten der *Bürgerwelle* zu Vorträgen oder Diskussionen eingeladen werden. Mitglieder werden außerdem per Fax-Hotline immer auf dem Laufenden gehalten. Die Anschrift finden Sie im Quellenverzeichnis sowie in der Adressenliste *(siehe Anhang).*

7. Aufgrund der Struktur und der relativen Häufigkeit von **geopathischen Störzonen** arbeiten und schlafen sehr viele Menschen auf Erdstrahlen. Die wichtigsten pathologischen Strahlen werden durch Wasseradern, Erdverwerfungen und Erdmagnetfelder gebildet. Die Strahlungen von Wasseradern und Erdverwerfungen gehen dabei senkrecht in die Höhe und durchdringen sämtliche Baumaterialien bis in die obersten Stockwerke von Hochhäusern. Bei den Erdmagnetfeldern unterscheidet man vor allem zwei Gitternetze: das Globalgitternetz und das Currynetz, die ebenfalls alle Stockwerke von Häusern durchdringen, jedoch nicht senkrecht, sondern diagonal durch den Raum verlaufen.

Das Hauptproblem dieser Störzonen besteht nun darin, dass sie unser Energiesystem und damit sämtliche Körperfunktionen schwächen, wenn man sich zu lange auf ihnen aufhält. In vielen Fällen sind sie daher auch an der Entstehung von Krebs beteiligt! Tiere haben in der Regel noch ein so feines Gespür, dass sie diese Stellen entweder meiden oder, wie es Katzen manchmal tun, sogar bewusst auswählen, weil ihnen bestimmte geopathische Strahlungen sogar zusagen. Vor allem Menschen mit chronischen Beschwerden und Krankheiten sollten zumindest nachts strahlenfrei schlafen. Aber auch Gesunde werden sich morgens wesentlich wohler und ausgeruhter fühlen, wenn ihre Bettstelle unbelastet ist. Wer weiß, vielleicht gehören auch Sie zu den Menschen, die nur deshalb morgens mit Kopf- oder Rückenschmerzen, mit Nackenverspannungen und starkem Zerschlagenheitsgefühl aufstehen, weil sie über einer Wasserader, einer Globalgitternetzkreuzung oder einem Currystreifen liegen!?

EMPFEHLUNG: Investieren Sie ein wenig Geld in einen seriösen Rutengänger und lassen Sie Ihr Schlafzimmer und eventuell auch Ihren Arbeitsplatz überprüfen. Stellen Sie gegebenenfalls Ihr Bett so um, dass zumindest der Oberkörper und der Genitalbereich strahlenfrei liegen. Ein seriöser Rutengänger wird Ihnen immer zu dieser Umstellaktion raten, wenn das die Raumverhältnisse zulassen, und er wird nie zur Panikmache neigen, um Ihnen dann vielleicht für viel Geld irgendein Entstörgerät verkaufen zu wollen. Da ich selber Rutengehen kann, weiß ich aus eigener Erfahrung, dass es nur wenig wirklich gute Entstörmöglichkeiten gibt. Es gibt sie! Die meisten Geräte und Methoden halten hingegen einer fachkundigen und gewissenhaften Überprüfung keinesfalls stand. Entweder wirken sie gar nicht oder nur so schwach, dass das Preis-Leistungs-Verhältnis mehr als fragwürdig erscheint, oder sie belasten durch ihre Verdrängungseffekte den Nachbarn, was ausgesprochen negative Auswirkungen haben kann!

Allergien durch Ernährungsfehler

Auch wenn mindestens 98 % aller Allergien durch Umweltgifte und chemisch-pharmazeutische Medikamente hervorgerufen werden, so gibt es dennoch einige Möglichkeiten, wie durch gravierende Ernährungsfehler die Entstehung von Allergien begünstigt oder verursacht wird.

1. Allergien infolge eines Salzmangels

Keine Angst vor Salz!

Immer mehr Menschen versuchen, sich möglichst gesund zu ernähren. Es gibt jedoch ein Lebensmittel, das in den letzten Jahrzehnten in bestimmten ernährungswissenschaftlichen Kreisen völlig unberechtigt in Verruf geraten ist: das Salz. Das lag vor allem daran, dass man lange Zeit geglaubt hatte, dass bereits normale Kochsalzmengen von durchschnittlich 3 bis 5 Gramm pro Tag bei einer erwachsenen Person den Blutdruck erhöhen können und die Entstehung von Arteriosklerose fördern. Dies ist jedoch mittlerweile in den USA wissenschaftlich widerlegt worden, wenn auch vor einem zu hohen Kochsalzverzehr nach wie vor gewarnt wird. Außer bei bestimmten Herz- und Nierenerkrankungen gibt es also keine besonderen Indikationen für eine besonders salzarme Diät.

Eine bedeutende Rolle bei der Wirkung von Salz auf den Blutdruck hat dagegen das Magnesium, das im unraffinierten Meer- und Steinsalz zu 2 bis 3,8 % vorkommt. Mit 5 Gramm Meer- oder Steinsalz täglich nimmt man dadurch zwischen 100 und 190 mg (Milligramm) Magnesium auf – eine beachtliche Menge, wenn man von einem Tagesbedarf von 350 mg für eine erwachsene Person ausgeht. Wie stark diese antagonistische Wirkung des Magnesiums gegenüber dem Natrium aus dem Salz sein kann, zeigt sich bei therapeutisch angewandten Meerwassertrinkkuren, bei denen sogar blutdrucksenkende Wirkungen beobachtet werden können[12]! Aufgrund dieses relativ hohen Magnesiumanteils im Meer- und Steinsalz und den vielen weiteren Mineralstoffen hat es deutliche ernährungsphysiologische Vorteile gegenüber dem reinen Kochsalz, weshalb es in der Ernährung von Mensch und Tier eigentlich ausschließlich verwendet werden sollte. Bezüglich unserer Gesundheit ist das unraffinierte Steinsalz, insbesondere das Kristallsalz, gegenüber dem Meersalz sogar noch wertvoller, da es aufgrund seines energiereichen Zustandes infolge der jahrmillionenlangen tektonischen Einflüsse hervorragend vom Körper verwertet wird. Bluthochdruckkranke brauchen also bei einer Zufuhr von 3 bis 5 Gramm Meer- oder Steinsalz täglich erst recht keine Bedenken haben.

Ohne Salz keine Magensäure

Unraffiniertes Salz ist also nicht nur ein Gewürz, sondern auch ein wichtiges Lebensmittel, das neben dem Natriumchlorid viele weitere wichtige Mineralstoffe enthält. Raffiniertes Kochsalz besteht hingegen zu annähernd 100 % aus Natriumchlorid. Lösen wir Salz in Wasser oder anderen wässrigen Flüssigkeiten auf, zerfallen die Natriumchloridmoleküle in Natrium- und Chloridteilchen. Diese Natrium- und Chloridionen (Ionen sind gelöste und elektrisch geladene Teilchen) erfüllen nun viele wichtige Funktionen in unserem Körper und sind für einen gesunden Stoffwechsel unentbehrlich. Chloridionen spielen unter anderem eine entscheidende Rolle bei der Magensaftproduktion. Aus ihnen entsteht nämlich in bestimmten Magendrüsenzellen Salzsäure beziehungsweise Magensäure.

---

12 Quelle: „Nutze die Heilkräfte der Natur" von Dr. med. E. Schneider, 7. Auflage, Saatkorn Verlag, Hamburg, Seite 153.

Die Magensäurebildung in den Belegzellen

Im wässrigen Mageninhalt zerfällt Natriumchlorid (NaCl) in Na^+- und Cl^--Ionen, die anschließend aus dem Darm ins Blut resorbiert werden.

Zusammen mit Vitamin B1 entstehen in den Belegzellen der Magenschleimhaut aus Wasser (H_2O) und Kohlendioxid (CO_2) Wasserstoffionen (H^+-Ionen) und Bikarbonationen (= Hydrogenkarbonationen, HCO_3^--Ionen).

Im Austausch mit den Bikarbonationen gelangen die Chloridionen (Cl^--Ionen) aus dem Blut in die Belegzellen.

Unter Anwesenheit von Eisen können nun die Wasserstoff- und Chloridionen als Salzsäure (HCl) in den Magen abgegeben werden.

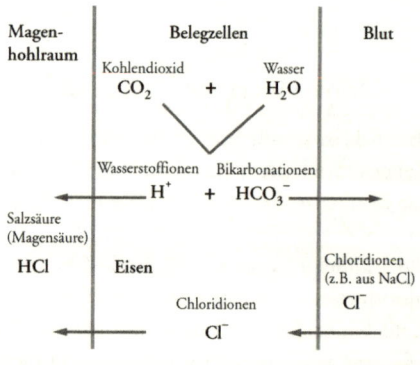

Die Bedeutung der Magensäure für die Eiweißverdauung

Die Magensäure ist nun entscheidend an der Zerlegung von Nahrungseiweißen im Magen beteiligt. Sie leitet die Eiweißverdauung ein, indem sie die Eiweiße aus dem Nahrungsbrei heraustrennt.

Diesen ersten Verdauungsschritt der Eiweiße nennt man daher Ausfällung der Proteine (Proteine = Eiweiße). Die eiweißspaltenden Enzyme des Magens und der Bauchspeicheldrüse zerlegen das ausgefällte Eiweiß dann in seine Einzelbausteine, die so genannten Aminosäuren, die schließlich im Dünndarm ins Blut resorbiert werden und aus denen der Körper dann sein eigenes Eiweiß aufbaut. Fehlt die Magensäure oder wird sie zu wenig gebildet, wird die Eiweißverdauung bereits von Anfang an blockiert oder teilweise verhindert.

Wer daher eiweißreiche Lebensmittel verdauen will, braucht auf jeden Fall viel Magensäure und daher eine entsprechende Menge Salz im Körper.

Besonders eiweißreich sind Fleisch, Fisch, Eier, Käse, Hülsenfrüchte sowie alle Nüsse und Ölsamen, wie zum Beispiel Mandeln, Haselnüsse, Sonnenblumenkerne oder Sesamsamen. Aber auch die meisten Getreidesorten sowie deren Produkte weisen einen relativ hohen Eiweißgehalt auf. Am eiweißärmsten ist hingegen Obst, das in der Regel deutlich weniger als 1 % Eiweiß enthält. Aber auch die meisten Gemüsesorten und Kartoffeln enthalten nicht mehr als 1 bis 3 % Eiweiß.

Die Folgen eines Salzmangels

Ernähren wir uns ausschließlich von Obst, Gemüse und Kartoffeln, benötigen wir natürlich kaum Magensäure, um diese Lebensmittel zu verdauen. Problemlos könnten wir uns dann sogar ohne zusätzliches Salz ernähren. Wir würden zwar nach wenigen Wochen bis Monaten kaum noch Magensäure bilden, was jedoch bei einer konsequenten Ernährung mit Obst und Gemüse keine gravierenden Störungen im Körper nach sich zieht. Sobald wir jedoch zusätzlich eiweißreichere Lebensmittel essen, wie Getreide oder auch Nüsse und Ölsamen, werden mehr oder weniger starke Verdauungsbeschwerden entstehen. Je nach der verzehrten Menge wird die Nahrung wie ein Stein im Magen liegen und wir werden einige

Stunden später mit Blähungen und anderen Magen-Darm-Symptomen zu kämpfen haben. Eine weitere Folge sind die bei jeder verstärkten Eiweißfäulnis auftretenden Darmflorastörungen und Pilzerkrankungen. **Ich warne daher ausdrücklich vor einer salzlosen oder extrem salzarmen Ernährungsweise. Sonst werden Sie mit allen Vegetariern und Rohköstlern, die Koch-, Meer- oder Steinsalz aus zumeist ideologischen Gründen in ihrer Ernährung meiden, dasselbe Schicksal teilen: Eiweißreichere Lebensmittel, und seien sie noch so gesund, werden Sie krank machen!**

Ist daher aufgrund eines Natriumchloridmangels die Magensäurebildung reduziert und essen wir trotzdem eiweißreiche Lebensmittel, wie Fleisch, Fisch, Hülsenfrüchte, Nüsse und Ölsamen, Milchprodukte oder Getreide, müssen wir mit denselben Folgen rechnen, die bei einer umweltbedingten Verdauungsschwäche entstehen. Das unverdaute Eiweiß fault im Darm und es entstehen die bereits beschriebenen Darmbeschwerden. Aufgrund der Darmflorastörungen wird die Darmwand großporiger und noch nicht verdaute Eiweißmoleküle treten vermehrt ins Blut über. Fremdeiweiß ist jedoch hochgradig giftig im Blut und muss sofort vom Immunsystem unschädlich gemacht werden. Ist das Immunsystem bereits durch andere Faktoren (Umweltgifte, chemisch-pharmazeutische Medikamente etc.) geschwächt oder gelangt zu viel artfremdes Eiweiß ins Blut, muss das Abwehrsystem die Notbremse ziehen und produziert vermehrt Antikörper, die sich dann an das Eiweiß ankoppeln. Findet beim nächsten Kontakt mit demselben Eiweiß eine überschießende Antikörperbildung statt und werden gleichzeitig Histamin und bestimmte Prostaglandine freigesetzt, die dann hauptsächlich für die allergischen Reaktionen verantwortlich sind, spricht man von einer verdauungskraftbedingten Allergie.

Auch wenn die Entstehung von Allergien durch einen Magensäuremangel in ihrer isolierten Form relativ selten vorkommt, so weisen dennoch viele Allergiker mit oder ohne bauchspeicheldrüsenbedingter Verdauungsschwäche oft einen leichten bis mittelschweren Magensäuremangel auf. Das liegt daran, dass sich viele Betroffene möglichst gesund zu ernähren versuchen und dabei das Salz in ihrer Ernährungsweise bewusst oder unbewusst zu stark reduzieren.

Fragen und Antworten

Wieviel Salz ist notwendig, damit die Magensäure optimal gebildet wird?
Bei normaler körperlicher Tätigkeit benötigt eine erwachsene Person von durchschnittlich 70 kg Körpergewicht ungefähr 3 bis 5 Gramm Salz täglich. Das entspricht einem gestrichenen bis leicht gehäuften Kaffeelöffel. Kinder benötigen natürlich entsprechend ihres Körpergewichtes weniger. Nur wenn wir länger anhaltender Hitze oder langen körperlichen Anstrengungen ausgesetzt sind und viel Salz über den Schweiß verlieren, kann sich der Salzbedarf bis auf das Doppelte erhöhen.

Bei welcher Ernährungsweise muss man besonders auf eine ausreichende Salzzufuhr achten?
Immer dann, wenn wir uns überwiegend von natriumchloridarmen Lebensmitteln ernähren, sollten wir das Meer-, Stein- oder Kristallsalz ganz bewusst aufnehmen. Besonders salzarm sind grundsätzlich fast alle pflanzlichen Lebensmittel. Dazu gehören alle Früchte, die meisten Gemüsesorten, Kartoffeln, Nüsse und Ölsamen, alle Getreidesamen, Hülsenfrüchte und Maronen. Alle tierischen Nahrungsmittel sind schon etwas salzreicher. Allerdings müssten wir mindestens zwei Liter Milch täglich trinken oder uns genauso fisch- oder fleischreich ernähren wie traditionell lebende Eskimos oder Lappen, um die notwendige Mindestmenge von zwei bis drei Gramm Salz zuzuführen. Wer das nicht tut, ist generell auf eine zusätzliche Salzzufuhr angewiesen. Besonders dann, wenn wir unsere Gerichte selbst zubereiten und uns überwiegend mit pflanzlichen Lebensmitteln ernähren, ist die Gefahr groß, dass wir auf Dauer zu wenig Salz aufnehmen. Am wenigsten Salz nehmen da-

her all jene auf, die sich überwiegend von Müslis, ungesalzenen Nüssen und Ölsamen, Obst und Salaten ernähren. Ein halber Liter Milch oder Jogurt oder eine entsprechende Menge Quark fallen dabei kaum ins Gewicht.

Wie ich in „Allergien durch Kombinationsfehler", Seite 60, ausführe, gibt es jedoch ein paar rohe Lebensmittel, die sich nicht zusammen mit Salz in einer Mahlzeit vertragen, weshalb Sie sich diese Ernährungsregel gut merken sollten.

2. Allergien durch Zucker, Fast Food und Alkohol

Die Gesundheit von Mensch und Tier ist in hohem Maße von der Ernährung abhängig. Eine lebensenergie- und vitalstoffreiche Nahrung hat daher eine kaum zu ersetzende Wirkung auf unser Immunsystem und letztlich auf alle Körperfunktionen und Organe. Dennoch gibt es einige Vitamine und Mineralstoffe, die für sich betrachtet entscheidende Schlüsselpositionen für ein gut funktionierendes Abwehrsystem einnehmen. Dazu gehören vor allem die Vitamine C, E und A sowie die Carotinoide, Coenzym Q10, Zink, Kupfer und Selen.

Stark verarbeitete und vitalstoffarme Nahrungsmittel führen unserem Körper hingegen nicht nur weniger Lebensenergien zu, sondern sind meistens sogar gesundheitsschädlich. Dazu gehören der raffinierte Zucker, alkoholische Getränke und viele Nahrungsmittel, die durch ihre Verarbeitung oder chemischen Zusatzstoffe letztendlich zu völlig neuen Produkten der Lebensmittelindustrie geworden sind. Lebenskraft und natürliche Vitamine sucht man in solchen Produkten dann oft vergebens. Auch wenn die Warnungen vor den immer unnatürlicheren Kreationen der Food-Designer stetig zunehmen, so ist dennoch kein Ende dieser Entwicklung abzusehen. Das Gegenteil scheint sogar der Fall zu sein, denn obwohl die gentechnisch manipulierten Lebensmittel stark im Verdacht stehen, das Immunsystem von Mensch und Tier zu schwächen, wird einfach weitergemacht.

Anhand von zwei Beispielen will ich Ihnen kurz die Wirkung ungesunder Nahrungsmittel auf unser Immunsystem veranschaulichen.

Der raffinierte Zucker (= Zucker, Saccharose[13]) und seine Nebenprodukte (Glukose und Glukosesirup) gehören aufgrund ihres extremen Vitamin- und Mineralstoffmangels nicht nur zu den stärksten Säurebildnern, wodurch viele Stoffwechselerkrankungen, wie Diabetes mellitus, Osteoporose, Gallensteine oder auch Arteriosklerose, begünstigt oder verursacht werden, sondern sie schädigen auch die Darmflora wie kaum ein anderes Nahrungsmittel. **Nur ein bis zwei Kaffeelöffel raffinierter Zucker pro Tag und Person, was einer Menge von 5 bis 10 Gramm entspricht, führen bereits zu einer nachhaltigen Schädigung der Darmflora.** Warum das so ist, kann bis heute kein Wissenschaftler erklären. Dennoch ist es eine Tatsache. Vollrohrzucker (= getrockneter Zuckerrohrsaft), Honig und andere natürliche Süßmittel haben hingegen, in normalen Mengen verzehrt, in der Regel keine negative Wirkung auf die Darmflora. Da jedoch eine intakte Darmflora eine der wichtigsten Voraussetzungen für ein gesundes Abwehrsystem darstellt, kann eine Ernährung, die viel raffinierten Zucker enthält, unsere Abwehrkraft geradezu schwächen. Andererseits wird durch jede Darmfloraschädigung die Darmwand großporiger, so dass noch nicht vollständig verdaute Eiweiße vermehrt ins Blut übertreten können. Die Eiweiße müssen vom Immunsystem vernichtet werden, was bei einer Überbelastung schnell zu einer Verstärkung von be-

---

13 **Saccharose** ist ein Zweifachzucker und besteht aus je einem Molekül Glukose (Traubenzucker) und Fruktose (Fruchtzucker). Aus Saccharose kann daher isoliert Glukose und Fruktose hergestellt werden. Ein weiteres Nebenprodukt von Saccharose ist **Sorbit**, ein Zuckeraustauschstoff, der technisch durch Druckhydrierung von Glukose gewonnen wird.

reits vorhandenen Allergien oder sogar zu neuen Allergien führen kann. Damit gehört der raffinierte Zucker nicht nur zu den ungesündesten Nahrungsmitteln, sondern er ist auch der stärkste Förderer von Allergien!

Wichtiger Hinweis:

Raffinierter Zucker aus biologischem Anbau (Öko-Zucker, Bio-Zucker etc.), der neuerdings in immer mehr Bioprodukten verwendet wird, ist keineswegs weniger schädlich als der raffinierte Zucker aus konventionell angebauten Zuckerrüben. Raffinierter Zucker ist immer gleich schädlich für unseren Körper, egal, aus welchen Rohstoffen er gewonnen wird! Aber auch der so genannte braune Zucker oder Kandiszucker beziehungsweise Rohzucker, Rohrohrzucker oder Rohr-Rohzucker ist ebenfalls nicht empfehlenswert, da er bereits ein teilraffiniertes Produkt darstellt. Diese Produkte enthalten nur durchschnittlich ein Zehntel der Vitamine und Mineralien wie der Vollrohrzucker oder Vollzucker (zum Vergleich: Der vollraffinierte, weiße Zucker enthält gar keine Vitamine und Mineralien mehr.). Außerdem schädigen sie ebenfalls die Darmflora, wenn auch nicht so stark wie der vollraffinierte, weiße Zucker. **Nur der getrocknete Zuckerrohrsaft (=Vollrohrzucker) sowie der getrocknete Zuckerrübensaft (=Vollzucker) sind für unseren Stoffwechsel und die Darmflora unbedenklich.** Sie erhalten den Vollrohrzucker in Naturkostläden, Reformhäusern und Dritte-Welt-Läden unter anderem unter folgenden Produktnamen: Rapadura, Sucanat, Ur-Süße und Mascobado.

Die verschiedenen Zuckerarten und Bezeichnungen im Überblick

1. **raffinierte Zuckerarten:**
   a) vollraffinierter Zucker und seine Nebenprodukte:
   Zucker, Saccharose, Glukose, Glukosesirup
   b) teilraffinierter Zucker:
   Rohrohrzucker (= Rohr-Rohzucker), Rohzucker, brauner Zucker, Kandiszucker
2. **unraffinierte Zuckerarten:**
   – Vollrohrzucker = getrockneter Zuckerrohrsaft *(u. a. Rapadura, Sucanat, Ur-Süße, Mascobado)*
   – Vollzucker = getrockneter Zuckerrübensaft

Leider gibt es bereits Firmen, die sich nicht mehr an diese Terminologie halten – die Begriffe sind nicht gesetzlich geschützt! – und auskristallisierten, noch nicht raffinierten braunen Zucker aus Zuckerrohr als Vollrohrzucker bezeichnen! Dieser Zucker ist natürlich ebenfalls nicht empfehlenswert. Um Vollrohrzucker und Vollzucker im ursprünglichen Sinne handelt es sich ausschließlich beim getrockneten, nicht auskristallisierten Zuckerrohr- und Zuckerrübensaft.

Alkohol übt zwar nicht dieselben negativen Wirkungen auf die Darmflora aus wie der raffinierte Zucker, dafür belastet er den Stoffwechsel jedoch auf eine andere Art und Weise. Einerseits schädigt er die Leber-, Gehirn- und Nervenzellen und andererseits verringert oder blockiert er viele enzymatische Reaktionen im Körper. Bei stärkerem und regelmäßigem Alkoholkonsum kann die enzymschädigende Wirkung sogar so weit gehen, dass die Bildung von Verdauungsenzymen in der Bauchspeicheldrüse nachlässt. Die Verdauungskraft sinkt, die Nahrung wird schlechter verdaut und beginnt im Darm zu faulen oder zu gären. Die Darmflora erkrankt und letztendlich ist damit der Boden für die Entstehung von Allergien bereitet.

3. Allergien durch Kombinationsfehler

Darmflorastörungen können jedoch nicht nur durch eine Verdauungsschwäche oder den raffinierten Zucker entstehen, sondern auch durch ungünstige Lebensmittelkombinationen. Direkt allergieauslösend sind solche Kombinationsfehler zwar nicht, jedoch tragen sie ebenso wie alle anderen darmfloraschädigenden Einflüsse zur Entstehung oder Verstärkung von Allergien bei.

Raffinierter Zucker + Vollkorngetreide = Gift

Was den raffinierten Zucker und seine Nebenprodukte Glukose und Glukosesirup anbetrifft, schädigt er zwar schon für sich alleine die Darmflora; in Verbindung mit Vollkorngetreide, Nüssen oder Ölsamen ist diese Wirkung jedoch noch stärker, vor allem dann, wenn diese Lebensmittel roh, also unerhitzt verzehrt werden. Wenn Sie daher ein Stück Kuchen mit raffiniertem Zucker essen wollen, sollte dieser auf keinen Fall mit Vollkorngetreide gebacken sein oder Nüsse und Ölsamen enthalten. Außerdem sollte man in der Vormahlzeit und auch in der darauffolgenden Mahlzeit ebenfalls kein Vollkorngetreide oder Nüsse und Ölsamen essen, damit sie nicht im Magen-Darm-Trakt mit noch nicht resorbierten Resten des raffinierten Zuckers zusammenstoßen. Die negativen Wirkungen des teilraffinierten braunen Zuckers zusammen mit Vollkorngetreide, Nüssen oder Ölsamen sind zwar nicht ganz so stark wie die vom vollraffinierten weißen Zucker, jedoch darf man sie keinesfalls unterschätzen! Wer sich daher überwiegend vollwertig ernährt und viele Vollkornprodukte, Nüsse und Ölsamen verzehrt, sollte auf den raffinierten und teilraffinierten Zucker sowie all die

Produkte, in denen er enthalten ist, am besten konsequent verzichten. Der getrocknete Zuckerrohrsaft (nicht auskristallisierter Vollrohrzucker) oder Zuckerrübensaft (nicht auskristallisierter Vollzucker) verträgt sich hingegen problemlos mit allen Getreidesorten, Nüssen und Ölsamen.

Wie saure und rohe Lebensmittel uns krank machen können

Wesentlich unbekannter als die schädlichen Wirkungen des raffinierten Zuckers zusammen mit Vollkorngetreide, Nüssen oder Ölsamen auf die Darmflora sind die beiden folgenden Kombinationsfehler:
- *saure* Früchte zusammen mit Vollkorngetreide, Kartoffeln, Gemüse oder Maronen und
- *rohes* Getreide sowie *rohe* Nüsse und Ölsamen zusammen mit Salz.

Essen Sie daher niemals saure Früchte zusammen mit Vollkornprodukten, wie Vollkornbrot, Vollkornnudeln, Naturreis, Getreideflocken usw.. Aber auch mit Kartoffeln, Gemüse oder Maronen vertragen sich keine sauren Früchte. Bei solchen Kombinationen kommt es erfahrungsgemäß im Magen-Darm-Trakt zu mehr oder weniger starken bioelektrischen Spannungen mit Bauchschmerzen und Blähungen, wodurch nicht nur die Darmflora erkrankt, sondern auch Darmpilze entstehen können. Meiden Sie daher auch den sauren Apfel und vor allem Zitronensaft im Müsli und verbacken Sie keine Zwetschgen oder Rhabarber mit Vollkorngetreide.

Zum Anmachen von Salaten verwenden Sie bitte ausschließlich Essig und keinen Zitronensaft. Die Essigsäuren von Obst-, Weinoder Branntweinessig vertragen sich nämlich wesentlich besser mit Gemüse und erhitztem Getreide in einer Mahlzeit als die Fruchtsäuren von sauren Früchten.

Zu den fruchtsäurearmen Früchten gehören vor allem: Bananen, Datteln, Feigen, süße Aprikosen, Weinbeeren, Rosinen, Papayas, Mangos, Melonen, Birnen und natürlich Avocados und Oliven. Die meisten anderen Früchte, inklusive Äpfel, enthalten in der Regel zu viele Fruchtsäuren, um problemlos mit Getreide oder Gemüse kombiniert werden zu können.

Wollen Sie rohes Getreide oder rohe Nüsse und Ölsamen essen, sollten Sie darauf achten, dass in derselben Mahlzeit kein zusätzliches Salz oder salzhaltige Lebensmittel, wie Brot oder Käse, aufgenommen werden. Ein Käsebrot nach einem Müsli ist daher keinesfalls gesund, sondern verursacht ähnliche Störungen im Darm wie die Kombination von sauren Früchten mit Getreide. Warten Sie daher mit dem Käsebrot ein paar Stunden und essen Sie es erst dann, wenn der Magen wieder leer ist.

TIPP: Haben Sie ganz normal zu Abend gegessen (z. B. Vollkornbrot und einen Salat) und möchten ein bis zwei Stunden später noch ein paar Nüsse und Früchte essen, wählen Sie bitte weder rohe Nüsse noch saure Früchte. Da der Magen zwei Stunden nach einer normalen Abendmahlzeit in der Regel noch nicht leer ist, vertragen sich weder das Vollkornbrot und Gemüse mit den sauren Früchten noch das Salz mit den rohen Nüssen. Die Folgen können gravierend sein! Man sollte sich dann nicht wundern, wenn man am nächsten Morgen zum Beispiel mit Nackenverspannungen aufwacht oder Kopfschmerzen hat und sich alles andere als gesund fühlt. Essen Sie anstelle dessen lieber ein paar ***geröstete*** Nüsse, die auch gesalzen sein dürfen, zusammen mit fruchtsäurearmen Früchten, wie Rosinen, Datteln oder Feigen. *(Mehr zu diesem Thema in „Auf den Spuren der Methusalem-Ernährung – Gesund und Allergiefrei", Kapitel 11.)*

Fazit:
So können Sie das Schlimmste vermeiden

Wenn Sie folgende Ernährungsregeln einhalten und eine gesunde Verdauungskraft haben, können die schlimmsten Darmflorastörungen vermieden werden:

1. Nehmen Sie so wenig raffinierten Zucker wie möglich auf.
2. Essen Sie niemals raffinierten, teilraffinierten oder auskristallisierten Zucker zusammen mit Vollkorngetreide, Nüssen oder Ölsamen im erhitzten oder rohen Zustand. Dasselbe gilt für Getränke, die raffinierten Zucker enthalten, wie zum Beispiel Limonaden, Colagetränke, Malzbier und einige alkoholische Getränke.
3. Essen Sie keine *sauren* Früchte zusammen mit Vollkorngetreide, Kartoffeln, Gemüse oder Maronen in einer Mahlzeit.
4. Essen Sie niemals *rohe* Nüsse, Ölsamen oder *rohes* Getreide zusammen mit Salz oder in, vor oder direkt nach einer Mahlzeit, die Salz enthält.

4. Allergien durch eine Mangelernährung

Zu guter Letzt soll der Vollständigkeit halber noch darauf hingewiesen werden, dass alle Formen einer Mangelernährung zu gravierenden Stoffwechselstörungen und Organunterfunktionen führen können. Enthält zum Beispiel eine einseitige Kost zu wenig Zink und Mangan oder ist sie besonders arm an bestimmten B-Vitaminen, kann sich dadurch eine Unterfunktion der Bauchspeicheldrüse entwickeln. Die Bauchspeicheldrüse benötigt nämlich diese Vitalstoffe als Katalysatoren für die Bildung von Verdauungsenzymen. Desweiteren kann natürlich auch das Immunsystem selbst durch eine Mangelernährung in Mitleidenschaft gezogen werden, so dass die Bereitschaft zu allergischen Reaktionen dadurch zunimmt.

Psyche und Allergien

Dass immer mehr Menschen in der heutigen Zeit Allergien entwickeln, hängt eindeutig mit den vielen Umweltbelastungen zusammen. Psychische Faktoren spielen dabei eher eine sekundäre Rolle. Dennoch können sie einen starken Einfluss auf die Intensität der Allergien sowie die allergischen Reaktionsorte[14] ausüben. In seltenen Fällen können sie aber auch Allergien auslösen.

Ängste und viel Stress können jedem starken Allergiker das Leben ausgesprochen schwer machen. Das liegt daran, dass alle psychischen Belastungen das Immunsystem zusätzlich schwächen, was zu einer vorübergehenden Verstärkung von Allergien führt. Entspannte Lebensverhältnisse haben hingegen eine deutlich positive Wirkung auf das Immunsystem und damit auch auf die Stärke der Allergien. Aufgrund dieser Beobachtungen kann man irrtümlich zu der Schlussfolgerung gelangen, dass die meisten Allergien psychisch bedingt sind, was natürlich keinesfalls zutrifft.

Alle Allergiker haben grundsätzlich eines gemeinsam: Sie haben Allergien. Unterscheiden tun sie sich hingegen in ihren körperlichen und psychischen Reaktionen, die vor allem von der Intensität der Allergien und den allergischen Reaktionsorten bestimmt werden. Allergien werden immer im Leben erworben, die allergischen Reaktionsorte hingegen fast immer vererbt. Letztere gehören daher zu den genetisch bedingten Schwachstellen des Körpers, die unter anderem bei Allergien in Erscheinung treten, aber, ebenso wie die Allergien selbst, auch durch psychische Faktoren beeinflusst werden können. Der Grund dafür, dass nun jeder Mensch anders auf Allergien reagiert, sind letztendlich die allergischen Reaktions-

---

14 Bei den allergischen Reaktionsorten handelt es sich um die Körperbereiche, wo sich die allergischen Reaktionen manifestieren. Bei einem Neurodermitiker ist es die Haut und bei einem Heuschnupfenallergiker sind es vor allem die Nasenschleimhäute und Augenbindehäute.

orte. Deshalb bekommt der eine zum Beispiel allergische Hautreizungen (Neurodermitis, Nesselsucht, Kontaktallergien) und ein anderer eine allergische Bronchitis.

Da der gesamte Körper des Menschen sowohl durch die Psyche als auch den Geist beeinflusst wird, können Änderungen der Gedanken- und Verhaltensmuster eine Stärkung aber auch eine Schwächung des Immunsystems und der allergischen Reaktionsorte bewirken. Das kann dazu führen, dass sich allergische Reaktionen ohne zusätzliche Therapie nicht nur in ihrer Intensität verändern oder verlagern (Ortswechsel), sondern auch völlig verschwinden können.

Neben diesen Wirkungen der Psyche auf das Immunsystem und die allergischen Reaktionsorte können Allergien durch bestimmte seelische Zustände in seltenen Fällen aber auch direkt ausgelöst werden. Dabei muss man jedoch bedenken, dass die Betroffenen in der Regel bereits ein durch Umweltgifte geschwächtes Immunsystem aufweisen und teilweise sogar schon unter anderen Allergien leiden. Das lässt den Gedanken aufkommen, dass es psychisch bedingte Allergien kaum oder gar nicht geben würde, wenn das Immunsystem gesund und nicht durch andere äußere oder innere Faktoren bereits geschwächt wäre. Denn seelische Probleme und Überlebensängste gab es zu allen Zeiten, Allergien und allergische Erkrankungen sind hingegen erst in unserem jetzigen Industriezeitalter zu einer Massenerscheinung geworden!

Anhand von zwei Beispielen möchte ich Ihnen die Entstehung von psychisch bedingten Allergien veranschaulichen.

1. Fallbeispiel: Katzenallergie nach Schock

Herr S. war Zeuge eines schweren Autounfalls geworden. Das Besondere an diesem Fall ist jedoch, dass eine Katze, die ebenfalls am Unfallort gewesen war, in ihrer Panik auf die Arme des Mannes sprang. Beide waren von dem Ereignis geschockt gewesen. Seit dieser Situation hatte Herr S. eine Allergie gegen Katzenhaare, obwohl er überhaupt nichts gegen Katzen gehabt hatte. Sein Unterbewusstsein hatte die Katze jedoch mit diesem Ereignis in Verbindung gebracht, da sie unmittelbar danach Schutz auf seinen Armen gesucht hatte. Schocks können daher dauerhafte „Narben" im Immunsystem hinterlassen, die dann auch für bestimmte Allergien verantwortlich sein können.

2. Fallbeispiel:
Pflanzenallergie durch Aversion

Vor vielen Jahren lernte ich eine Frau kennen, die mir von einer psychisch bedingten Allergie auf eine Pflanze berichtete, gegen die sie eine innere Aversion entwickelt hatte. Immer wenn sie die Pflanze berührte oder auch nur sah, bekam sie am ganzen Körper ein merkwürdiges Hautjucken. Auf der Suche nach einem Heilungsweg für diese Allergie stieß sie auf ein Buch über die Kraft der Liebe, die fähig ist, alle Krankheiten – und so auch Allergien – zu heilen. Sie setzte die Empfehlungen dieses Buches in die Tat um und begann, ihr Verhalten gegenüber der allergieauslösenden Pflanze zu ändern. Sie ging auf sie zu, redete mit der Pflanze und versuchte, Liebe für sie zu empfinden – und es gelang! Ihre Allergie verschwand. Dennoch litt sie auch weiterhin unter einigen Nahrungsmittelallergien, die mit dieser Methode nicht verschwanden.

Zusammenfassung:
Die Rolle der Psyche

Auch wenn psychische Faktoren eher eine sekundäre Rolle bei der Entstehung von Allergien spielen, so können sie dennoch einen großen Einfluss auf die Stärke der Allergien und die allergischen Reaktionsorte haben. Außerdem können Allergien in seltenen Fällen auch durch Ängste, Schocks, Aversionen, Antipathien oder Stress ausgelöst werden.

Allergien durch Impfungen

Einer der wichtigsten Auslöser oder Verstärker von Allergien sind Impfungen. Tatsache ist, dass nicht richtig überwundene Impfungen bei immer mehr Menschen eine dauerhafte Immunschwäche verursachen können, wodurch allergische Reaktionen regelrecht hervorgerufen oder bereits vorhandene Allergien verstärkt werden. Diese Entwicklung hat zwei Ursachen: Einerseits kann ein durch Umweltgifte oder Krankheiten bereits geschwächtes Immunsystem viel schlechter mit Impfungen umgehen und andererseits wird es zusätzlich durch die immer häufiger durchgeführten Mehrfachimpfungen erst recht überlastet. Immer dann, wenn Kinder oder Erwachsene mit irgendwelchen körperlichen oder seelischen Symptomen auf Impfungen reagieren, entwickeln sich in der Regel bleibende Immunblockaden. Nicht selten treten danach scheinbar unerklärliche körperliche oder auch seelische Krankheitssymptome auf oder es verstärken sich bereits vorhandene Krankheiten. Dazu gehören nicht nur Allergien, sondern grundsätzlich alle Krankheiten, die durch ein geschwächtes Abwehrsystem negativ beeinflusst werden. Und welche Erkrankungen gehören nicht dazu!? Dr. William Forbes Laurie, der Leiter des Metropolitan Cancer Hospitals in London, behauptet sogar, dass die vielen Impfungen erheblich zur Begünstigung von Krebs beitragen[15].

Auch in meiner Praxistätigkeit erlebte ich bereits viele Fälle, die ein geschwächtes Immunsystem durch nicht richtig überwundene Impfungen aufwiesen. Und es werden immer mehr!

---

15 Quelle: „Impfungen – der unglaubliche Irrtum" von F. und S. Delarue, Hirthammer Verlag, München 1990, Seite 78.

1. Fallbeispiel:
Neurodermitis nach Impfschock

1994 kam eine Mutter mit ihrem Baby zu uns, das nach der ersten Dreifachimpfung zwei Tage ununterbrochen geschrien hatte und sich in dieser Zeit kaum beruhigen ließ. Kaum war diese Phase überstanden, traten die ersten Neurodermitissymptome auf. Dieses Kind hatte einen Impfschock erlitten – zum Glück keinen Impfschaden –, denn in seltenen Fällen können Impfungen neurologische Schäden mit den Folgen der körperlichen und geistigen Behinderung verursachen. Dennoch wurde das Immunsystem des Babys durch die nicht überwundene Impfung derart geschwächt, dass dadurch eine zuvor kompensierte Milchallergie zum Ausbruch kam. Bei unseren Untersuchungen stellten wir nämlich außerdem eine entsprechende Eiweißverdauungsschwäche der Bauchspeicheldrüse fest, die das Baby entweder schon seit seiner Geburt gehabt oder die sich erst durch den Impfschock entwickelt hatte, was ich jedoch für unwahrscheinlich halte. Die Milchallergie war also mit großer Wahrscheinlichkeit schon vor der Impfung latent vorhanden gewesen und trat durch die zusätzliche Immunschwächung nach der Impfung in Erscheinung. Der erblich bedingte allergische Reaktionsort war bei diesem Kind die Haut, so dass sich die Milchallergie dann als Neurodermitis zeigte.

2. Fallbeispiel:
Fruchtallergien durch Impfungen

1996 suchte uns eine junge Frau auf, weil sie seit einigen Jahren immer dann Magenschmerzen bekam, wenn sie Bananen, Kiwis oder Paprikafrüchte gegessen hatte. Die Verdauungskraft war in Ordnung. Dennoch ergab das Untersuchungsergebnis drei Allergien und zwar auf Bananen, Kiwis und Paprikafrüchte. Der erblich bedingte allergische Reaktionsort war die Magenschleimhaut, die jedes Mal, wenn sie diese Lebensmittel aß, mit einer allergisch entzündlichen Abwehrreaktion, einer allergischen Magenschleimhautentzündung reagierte. Die letztendlich auslösenden Ursachen waren zwei nicht überwundene Impfungen gewesen, die das Abwehrsystem zusätzlich zu den in dieser Region stark vorhandenen Umweltbelastungen nachhaltig geschwächt hatten.

3. Fallbeispiel:
Kopfschmerzen nach Tuberkuloseimpfung

1992 behandelten wir einen Jungen, der nach einer Tuberkuloseimpfung noch in derselben Nacht starke Kopfschmerzen bekam, die ihn seitdem immer wieder plagten. Wie in den beiden anderen Fällen war hierfür die „Impfblockade" infolge der nicht richtig überwundenen Impfung verantwortlich gewesen.

Die Entscheidung liegt bei Ihnen!

Was tun? Die Antwort ist nicht einfach, zumal viele Studien einen berechtigten Zweifel an der Schutzwirkung der Impfungen aufkommen lassen. Immer wieder erkranken also Menschen an Infektionskrankheiten, gegen die sie eigentlich aufgrund der Impfungen immun sein sollten!

Wenn Sie sich und Ihre Kinder daher impfen lassen wollen, empfehle ich grundsätzlich, nur die wichtigsten Impfungen vornehmen zu lassen. Das sind Impfungen gegen Krankheiten, die zumindest früher aufgrund der möglichen Komplikationen häufig zum Tod geführt haben oder bei denen schwere gesundheitliche Schäden zurückbleiben können. Es handelt sich um Diphtherie, Wundstarrkrampf (Tetanus) sowie Kinderlähmung (Poliomyelitis) und bei Mädchen eventuell noch um Röteln wegen der Gefahr der embryonalen Missbildungen, falls eine schwangere Frau in den ersten drei Schwangerschaftsmonaten an Röteln erkrankt. Die Schutzimpfung gegen FSME (Frühsommer-Meningo-Enzephalitis = virusbedingte Hirnhaut- und Gehirnentzündung), die durch

Zecken übertragen werden kann, hat, wenn überhaupt, nur dann einen Sinn, wenn man in gefährdeten Regionen lebt, in denen Zecken gehäuft auftreten.

Die zweite Empfehlung, die Sie unbedingt beherzigen sollten, ist, dass Sie nur noch Einzelimpfungen an sich und Ihren Kindern vornehmen lassen. Denn bei Mehrfachimpfungen treten die Impf- beziehungsweise Immunblockaden eindeutig häufiger auf als bei Einzelimpfungen. Der Abstand der einzelnen Impfungen sollte dabei mindestens vier bis sechs Wochen betragen. Außerdem sollte man sich grundsätzlich nur dann impfen lassen, wenn man an keiner akuten Infektionskrankheit, also auch nicht an einem akuten Schnupfen, erkrankt ist. Das Immunsystem ist dann geschwächt und kann eine zusätzliche Belastung mit den abgeschwächten Erregern der Impfseren möglicherweise nicht verkraften. Falls Ihr Arzt sich dagegen wehrt, suchen Sie sich einfach einen anderen. Es gibt immer mehr aufgeschlossene Ärzte, die diesen Gedanken absolut offen gegenüber stehen und an sich selbst und ihren Kinder ebenfalls nur die wichtigsten Impfungen vornehmen oder sich und ihre Familie gar nicht mehr impfen.

Testmethoden für Allergien

In den meisten Arztpraxen werden vor allem **Hauttests und Blutuntersuchungen** vorgenommen. Alle Hauttests sind zwar kostengünstiger als die Bluttests, sie sind jedoch bei einem Großteil der Patienten nur wenig aussagekräftig. Das liegt in erster Linie daran, dass die Haut vor allem dann auf ein aufgetragenes, eingeriebenes, eingeritztes oder eingestochenes Allergen reagiert, wenn sie selbst zumindest einen schwachen Reaktionsort darstellt. Viele Allergiker reagieren jedoch mit ihren Allergien nur sehr gering oder überhaupt nicht im Bereich der äußeren Körperhaut, weshalb man bei ihnen meistens nur die stärkeren Allergien über die Haut nachweisen kann.

MERKE: **Hauttests sind zwar billiger als Blutuntersuchungen aber häufig nur wenig aussagekräftig.**

Hauttests im Überblick:

- **Scratchtest:** Die Allergene werden auf die angeritzte Haut aufgetragen.

- **Pricktest:** Die Allergene werden auf die Haut aufgebracht und mit einer Nadel oder Lanzette unter die Haut gestochen.

- **Intrakutantest:** Die Allergene werden etwas tiefer als beim Pricktest unter die Haut gespritzt.

- **Läppchentest:** Die Allergene werden mit Leinenläppchen zumeist auf der Rückenhaut fixiert.

- **Reibetest:** Die Allergene, zum Beispiel Tierhaare, werden mehrmals an der Innenseite des Unterarms gerieben.

- **Schleimhauttest:** Die Allergene werden direkt auf die Augenbindehaut oder Nasenschleimhaut aufgetragen oder eingeatmet.

Schon aussagekräftiger als die Hauttests sind Blutuntersuchungen. Sie sind jedoch verhältnismäßig teuer und haben außerdem den Nachteil, dass die Ergebnisse nicht sofort vorliegen.

Bluttests im Überblick:

- **Allgemeine Bestimmung der Immunglobuline E und G.**
- **RAST-Test** (Radio-Allergen-Sorbent-Test) und **RIST-Test** (Radio-Immuno-Sorbent-Test) zur Bestimmung spezifischer Antikörper, so genannter IgE-Antikörper.
- **Zyto-Test** (zytologischer Test) zur Bestimmung von Nahrungsmittelallergenen. Bei diesem Test werden Blutkörperchen mit den Allergenen zusammengebracht und bei entsprechenden Reaktionen eine Unverträglichkeit abgelesen.

Naturheilkundliche Allergietests

- Da die schulmedizinischen Allergietests oft zu wenig aussagekräftig oder zu teuer sind, wenden wir in unserer Praxis das bioenergetische, **kinesiologische Testverfahren** unter Zuhilfenahme des so genannten Deltamuskeltests an. Beim kinesiologischen Allergietest nimmt der Patient die zu überprüfende Substanz entweder in die Hand oder sie wird vor die Thymusdrüse (Herzbereich) gehalten. Der Untersucher überprüft nun den Widerstand des anderen waagerecht ausgestreckten Armes – zumeist des linken, wenn der Tester selbst Rechtshänder ist. Reagiert der Patient mit einer Schwächung des Schultermuskels (= Deltamuskels) im Vergleich zu einem zuvor gemachten Neutraltest, lässt das einen Rückschluss auf eine Überempfindlichkeit zu. Mit dieser Methode lassen sich sowohl echte Allergien als auch Pseudoallergien nachweisen. Der Nachteil dieser herkömmlichen kinesiologischen Untersuchungsmethode ist, dass man die Intensität der Allergien nicht besonders gut feststellen kann, weshalb wir in unserer Praxis die von mir weiterentwickelte Aura-Kinesiologie anwenden.

- Neben den kinesiologischen Testmethoden sind jedoch auch die **Elektroakupunktur nach Voll** und der **Vegatest** weitverbreitet. Dabei wird mit einem bioelektronischen Gerät die Hautspannung an bestimmten Akupunkturpunkten zumeist der Finger oder Zehen gemessen. Nimmt der Patient nun ein Allergen in die Hand oder wird es in den Schwingungskreis des Gerätes eingebracht, verändert sich der Hautwiderstand, was man dann am Gerät ablesen kann. Diese Veränderung lässt wiederum, wie bei den kinesiologischen Verfahren, einen Rückschluss auf eine Allergie zu.

Die häufigsten Allergien

Zu den häufigsten Allergien zählen heute neben den Pollenallergien zweifelsohne die Nahrungsmittelallergien. Dabei gehören zu den stärksten Allergenen diejenigen Lebensmittel, die besonders eiweißreich sind. Sie stehen in der Liste daher zu oberst. Als nächstes folgt das Weizeneiweiß neben Haselnüssen, Mandeln und Zitrusfrüchten. Aber auch auf den voll- und teilraffinierten Zucker, auf Alkohol, auf Gewürze oder auf Knoblauch, Zwiebeln oder Lauch und letztendlich auf alle anderen Samen, Nüsse, Obst- oder Gemüsesorten wird immer häufiger allergisch reagiert. Äußerst selten sind hingegen Allergien auf Salz, Fette und Öle sowie auf Kartoffeln, Reis, Mais, Bananen und (nicht auskristallisierten) Vollrohrzucker.

Die allergieauslösende Wirkung eines Lebensmittels muss jedoch nicht immer gleich intensiv sein, sondern kann von Sorte zu Sorte stark variieren. Das betrifft vor allem Äpfel und andere Obstsorten. Daneben kann jedoch auch der Verarbeitungsprozess eine große Rolle spielen. So kommt es nicht selten vor, dass zum Beispiel rohe Möhren oder Haselnüsse starke allergische Reaktionen auslösen, wohingegen gekochte Möhren und geröstete Haselnüsse keine oder weniger Beschwerden verursachen.

Liste der häufigsten Nahrungsmittelallergene:

– Kuhmilcheiweiß (Milch, Joghurt, Käse etc.)
– Backhefe, Nährhefe, Bierhefe
– Hühnerei (vor allem das Eiweiß)
– Schweinefleisch, Rindfleisch, Geflügel, Fisch
– Hülsenfrüchte (inklusive deren Produkte)
– Weizen
– Haselnüsse, Mandeln
– raffinierter Zucker
– Zitrusfrüchte

- Nahrungszusatzstoffe (z. B. Farbstoffe, Konservierungsmittel, Phosphate)
- Sonnenblumenkerne, Sesamsamen, Erdnüsse etc.
- Dinkel, Roggen, Hafer, Amaranth, Quinoa etc.
- Milcheiweiß von anderen Tieren (Ziegenmilch, Schafsmilch, Stutenmilch)
- Alkohol
- Knoblauch, Zwiebeln, Lauch
- Gewürze
- Äpfel, Erdbeeren, Kiwis etc.
- Fruchtzucker und Fruchtsäuren
- Milchzucker
- Kohlgemüse, Karotten etc.

MERKE: **In der Regel kann man nur auf diejenigen Lebensmittel allergisch reagieren, die mindestens einmal gegessen wurden. Nur in seltenen Fällen reicht für die allergieauslösende Wirkung auch ein Hautkontakt aus.**

Neben den Blütenpollen und Nahrungsmitteln kommen jedoch noch viele weitere Substanzen in Frage, die ebenfalls häufig Allergien auslösen. Der Übersicht halber beschränke ich mich wiederum nur auf die häufigsten Allergene.

Liste mit häufigen Umweltallergenen:

- Hausstaub (genauer: der Kot der Hausstaubmilben)
- Tierhaare (z. B. Katzen-, Hunde- und Pferdehaare)
- Daunen und andere Vogelfedern
- Tierexkremente von Tauben oder Hühnern
- Schimmelpilze
- Quecksilber (bzw. Amalgam)
- chemisch-pharmazeutische Medikamente
- Kosmetika

- medizinische Salben, Cremes
- Insektengifte (Bienen, Mücken etc.)
- Einwegwindeln
- Textilien (natürliche und synthetische)
- Waschmittel
- Reinigungs- und Desinfektionsmittel
- Mottenschutzmittel (z. B. in Teppichen oder Matratzen)
- Pestizide und andere Chemikalien
- Chlor (z. B. in Schwimmbädern oder im Leitungswasser)
- Metalle (z. B. Nickel, Kupfer, Silber, Gold, Palladium)
- Impfseren
- synthetisch hergestellte Vitamine
- Latex, Latex- und Silikonschnuller
- Wasser, Aquariumwasser
- giftige Luftbestandteile (z. B. Autoabgase und Industrieemissionen)
- Lösungsmittel (z. B. Formaldehyd)
- Farben und Druckerschwärze
- Kunststoffe (u. a. Kunststoffprothesen)

Eine ebenfalls stetig zunehmende Allergie ist die Sonnenlichtallergie.

Grundsätzlich können nun alle Allergene an jeder allergischen Erkrankung beteiligt sein. Das bedeutet, dass zum Beispiel die Hautbeschwerden eines Neurodermitikers nicht nur mit Nahrungsmittel- oder Kontaktallergien in Verbindung stehen müssen, sondern auch durch eingeatmete Blütenpollen ausgelöst oder verschlimmert werden können. Andererseits kann auch ein Darmallergiker Durchfälle bekommen, wenn er mit besonders starken Allergenen in Berührung kommt oder diese einatmet.

Die allergischen Erkrankungen im Einzelnen

Alle Allergien haben dieselbe Ursache: ein durch umweltbedingte, körperliche oder seelische Faktoren geschwächtes Immunsystem. Dass jedoch alle Allergiker unterschiedlich auf die Allergien reagieren, liegt vor allem an den genetisch bedingten Reaktionsorten, die jeder Mensch von seinen Eltern vererbt bekommt und die erst dann in Erscheinung treten, wenn Allergien vorhanden sind. Der Dreh- und Angelpunkt der Allergien selbst ist das Blut, die Reaktionen der Allergien finden hingegen immer an den erblich bedingten allergischen Reaktionsorten statt. Sie werden vor allem vom Histamin und von bestimmten Prostaglandinen sowie von den Antigen-Antikörper-Komplexen selbst ausgelöst.

Jeder Mensch hat also in der Regel einen oder mehrere allergische Reaktionsorte vererbt bekommen, die je nach der körperlichen oder seelischen Verfassung aktiviert werden. Das ist der Grund, warum viele Allergiker mit einer Vielzahl von Symptomen zu kämpfen haben, wohingegen manch anderer nicht weniger starke Allergiker kaum Beschwerden aufweist.

Die häufigsten Allergiesymptome

Folgender Liste können Sie die häufigsten allergischen Reaktionsorte entnehmen. In Klammern darunter stehen die entsprechenden medizinischen Krankheitsnamen. In der Spalte daneben finden Sie die dazugehörigen allergischen Symptome, wie sie sich im Körper äußern können. Der Vollständigkeit halber habe ich jedoch unter den einzelnen Körperregionen auch seltenere Reaktionsorte und damit weniger bekannte Allergiesymptome aufgeführt. Sie sind mit einem * gekennzeichnet.

Allergische Reaktionsorte

Körperhaut

– (Neurodermitis = atopisches Ekzem)

– (Nesselsucht = Urtikaria)

– (Kontaktallergien)

Ausnahme:
– (Schuppenflechte = Psoriasis)
 Die Schuppenflechte ist keine reine allergische Erkrankung!

Augenbereich

– Augenbindehaut (allerg. Konjunktivitis)

– Tränenkanälchen* (allerg. Entzündung der Canaliculi lacrimales)

– Augenlider (allerg. Lidödeme)

Ohrenbereich

– äußerer Gehörgang
 (allerg. Entzündung des Meatus acusticus externus)

– Haut hinter den Ohren

mögliche Symptome

Hautentzündungen mit Jucken, Brennen, Rötung, trocken, nässend oder eitrig; Quaddelbildung möglich

schubweise auftretende, stark juckende Quaddelbildungen, Hautrötungen, Schwellungen

räumlich begrenzte Hautreaktionen mit entzündlicher Rötung, Juckreiz und Ekzembildung

gerötete, meist juckende und mit silberweißen Schuppen bedeckte Hautstellen

Jucken, Brennen, Rötung, Schwellung, verstärkter Tränenfluss, Lichtempfindlichkeit

permanent tränende Augen, da die Tränenkanälchen angeschwollen sind und die Tränenflüssigkeit nicht durch sie abfließen kann

Schwellungen, Rötung

Jucken, Brennen, Rötung, Quaddeln, Eiterungen

oft nässende, leicht entzündliche Wunden; sonst wie bei Neurodermitis

– Mittelohrschleimhaut (allerg. Otitis media)

– Ohrtrompete = Belüftungskanal des Mittelohres mit Öffnung im mittleren Rachenraum (allerg. Tubenkatarrh)

– Schnecke des Innenohrs = Hörorgan (allerg. Tinnitus)

– Labyrinth des Innenohrs = Gleichgewichtsorgan (allerg. Vertigo)

– Gleichgewichts- und Hörnerv (allerg. Reizung des Nervus vestibulocochlearis, allerg. Vertigo und Tinnitus)

Atemwege

– Nasenschleimhäute (allerg. Rhinitis; Heuschnupfen)

– Nasennebenhöhlen (allerg. Sinusitis)

– Gaumen- und Rachenmandeln (allerg. Tonsillenhypertrophie, „Polypen")

– Rachenschleimhaut (allerg. Pharyngitis)

– Kehlkopfschleimhaut (allerg. Laryngitis)

(Pseudokrupp)

– Stimmbänder (allerg. Dysphonie)

chronische Ohrenschmerzen oder häufig wiederkehrende Entzündungen, Eiterbildung möglich, Schwerhörigkeit bei Erguss- bzw. Schleimbildung

Jucken in den Ohren, Schwerhörigkeit, Druckgefühl, schlechte Belüftungsmöglichkeit des Mittelohres

Ohrensausen, Schwerhörigkeit

Schwindel, Gleichgewichtsstörungen

Schwindel, Gleichgewichtsstörungen, Ohrensausen und andere Hörstörungen (Halleffekte, verstärktes Hören etc.), Schwerhörigkeit bis Taubheit

chronischer Schnupfen mit zumeist wässrigem Sekret, Niesattacken; häufig aufretendes Nasenbluten kann allergisch bedingt sein

chronischer Schnupfen mit wässrigem oder eitrigem Sekret, Schmerzen im Bereich der Stirn- oder Kiefernhöhlen, Polypen möglich

Vergrößerung, chronische Entzündung, Schluckbeschwerden, Atembeschwerden, Schnarchen

chronische Halsschmerzen, Verschleimung, ständiges Räuspern

meist schmerzhafter Reizhusten, Heiserkeit, Trockenheitsgefühl

akut auftretender, bellender Husten; Atembeschwerden bis Atemnot, „Todesangst"

chronische Heiserkeit, Stimmlosigkeit, geringe Belastbarkeit z. B. beim Reden oder Singen, selten Atemnot

– Luftröhrenschleimhaut (allerg. Tracheitis)

– Bronchialschleimhäute
(allerg. Bronchitis)

(allerg. Asthma)

– Bronchiolen (allerg. Asthma)

– Lungenbläschen* (allerg. Alveolitis)

Verdauungstrakt

– Mundschleimhaut (allerg. Stomatitis)

– Speiseröhre* (allerg. Ösophagitis)

– Magenschleimhaut (allerg. Gastritis)

– Dünndarmschleimhaut (allerg. Enteritis)

– Dickdarmschleimhaut (allerg. Kolitis)

– Gallenblasenschleimhaut* (allerg. Cholezystitis)

– Gallengänge* (allerg. Cholangitis)

– Ausführungsgang der Bauchspeicheldrüse*
(allerg. Entzündung des Ductus pankreaticus)

chronischer Husten hinter dem Brustbein (mit zumeist nächtlicher Verschlimmerung)

chronischer Husten, Schleimbildung

Atemnot, Husten, Schleimbildung

Atemnot, Husten, Schleimbildung

Atemnot, Fieber

Schmerzen, Brennen, Rötung, Jucken, Schwellung, Kribbeln, Taubheitsgefühl

Schmerzen, Brennen, Schluckbeschwerden

Schmerzen, Brennen, Druckgefühl im Oberbauch, Übelkeit, Erbrechen

Bauchschmerzen, Darmkrämpfe, Durchfälle

Bauchschmerzen, Darmschmerzen, Durchfälle mit und ohne Blut, Verstopfung

chronische Schmerzen und Druckgefühl im rechten Oberbauch, Gallenkoliken mit Ausstrahlung in rechte Schulter und Arm, Fettunverträglichkeit

ähnlich wie bei der allerg. Cholezystitis, Gefahr der Gelbsucht (posthepatischer Ikterus) infolge zugeschwollener Gallengänge

Oberbauchbeschwerden, Gefahr der Bauchspeicheldrüsenentzündung (Pankreatitis), Verdauungsbeschwerden

Urogenitaltrakt

– Nierenbecken* (allerg. Pyelonephritis)

– Harnleiter* = Verbindungsröhre zwischen Nierenbecken und Blase (allerg. Ureteritis)

– Blasenschleimhaut (allerg. Zystitis)

– Harnröhre* (allerg. Urethritis)

– Scheidenschleimhaut (allerg. Vaginitis)

Nervensystem

– Nervus sympathicus (allerg. Sympathikotonie)

– Nervus vagus (allerg. Vagotonie)

	chronische Nierenschmerzen (Rückenschmerzen) oder Druckgefühl im Nierenbereich, leichtes Fieber möglich, häufiges Wasserlassen möglich
	chronische Nierenschmerzen durch Stauungen oder stauungsbedingte Nierenentzündungen, wenig Urin, Fieber möglich
	Blasenschmerzen, Brennen beim Wasserlassen, Harndrang, unwillkürlicher Harnabgang
	Schmerzen und Brennen beim Wasserlassen, Harnverhalten
	Jucken bis Brennen, Schmerzen, Ausfluss
	Hyperaktivität, innere Unruhe, Nervosität, Schlaflosigkeit, Depressionen
	permanente Müdigkeit, Benommenheit, Antriebslosigkeit

Weniger bekannte Allergiesymptome

Neben den aufgelisteten allergischen Reaktionsmöglichkeiten können jedoch auch
- **bestimmte Gehirnbereiche,**
- **die Sinneszellen der Nase oder Zunge,**
- **grundsätzlich alle Nerven und Nervengeflechte sowie**
- **einzelne oder mehrere Muskeln**

als allergische Reaktionsorte in Erscheinung treten und die vielfältigsten Symptome hervorrufen. Auch wenn die meisten dieser Symptome mit vielen anderen Störungen und Krankheiten des Körpers oder der Seele in Verbindung stehen können, so erleben wir in unserer Praxis immer häufiger einen Zusammenhang mit Allergien. Dazu gehören:

- Hyperaktivität
- Konzentrationsstörungen, Lernschwierigkeiten, Legasthenie, Gedächtnisstörungen
- Kopfschmerzen, Migräne
- epileptische Anfälle
- Sehstörungen
- eine Verringerung oder der Verlust des Geruchssinns
- Geschmacksirritationen
- Wärme- und Kälteempfindlichkeit
- Hitzewallungen und Kälteschauer
- Schweißausbrüche
- Herzrhythmusstörungen (allerg. Reizung des Reizleitungssystems oder Plexus cardiacus)
- Kreislaufbeschwerden, Blutdruckschwankungen, Bluthochdruck
- Atmungsstörungen besonders bei Babys und Kindern
- Nervenschmerzen, Kribbeln und Ziehen in den Gliedmaßen
- nervale Reizungen von Mund, Speiseröhre, Magen und Darm
- einzelne oder generalisierte Muskelzuckungen (Ticks) oder länger andauernde Krampfzustände (tonische Konvulsionen)
- Druckgefühl im Prostatabereich

Neurodermitis

Die Neurodermitis (atopisches Ekzem) ist mit Abstand die häufigste allergisch bedingte Hauterkrankung. Der genetisch bedingte allergische Reaktionsort ist die Haut, die grundsätzlich überall erkranken kann. Besonders häufig betroffen sind dennoch die Ellen- und Kniebeugen, die Haut im Bereich der Hand- und Fußgelenke, die Gesichts-, Kopf- und Nackenhaut sowie die Haut im Rumpfbereich. Das Ekzem selbst kann trocken oder nässend sein, schuppig oder eitrig. Teilweise können aber auch kleine bis größere Hautquaddeln auftreten. Die Hauptsymptome fast aller Neurodermitiker sind jedoch die entzündliche Hautrötung und der starke Juckreiz der erkrankten Hautpartien, die vor allem durch das Histamin ausgelöst werden. Die Betroffenen sind dann ständig am Kratzen, was nicht selten zu blutenden und schlecht heilenden Wunden führt. Das birgt natürlich die Gefahr zusätzlicher Mischinfektionen mit Strepto- und Staphylokokken sowie anderen Bakterien in sich, was das gesamte Krankheitsbild deutlich verschlechtern kann.

Wie entsteht Neurodermitis?

Die Ursachen der Neurodermitis sind – wie bei fast allen allergischen Erkrankungen – ein durch Umweltgifte oder chemisch-pharmazeutische Medikamente geschwächtes Immunsystem und meistens auch eine umweltbedingte Eiweißverdauungsschwäche der Bauchspeicheldrüse. Ein Großteil aller Neurodermitiker hat daher auch Verdauungsbeschwerden mit Blähungen, Darmflorastörungen und permanenten oder häufig wiederkehrenden Darmpilzen. Da die Darmpilze über das Blut auch auf die Haut gelangen können, weisen stärker betroffene Neurodermitiker öfters zusätzliche Pilzinfektionen der Haut auf. Hautpilzerkrankungen haben ihre Ursache daher in den meisten Fällen in einer kranken Darmflora!

Psyche und Neurodermitis

Wie ich bereits im Kapitel „Psyche und Allergien" beschrieben habe, können alle allergischen Reaktionen durch seelische Belastungen verstärkt werden. Man sollte daraus jedoch nicht die Schlussfolgerung ziehen, dass psychische Faktoren generell die Ursachen von Allergien darstellen! Das sind sie nur in den seltensten Fällen. Somit können Stress und Ängste zwar auch die Neurodermitissymptome stark verschlimmern; verursacht werden die Allergien jedoch fast immer durch die lebensfeindlichen Umweltfaktoren.

Wie wird Neurodermitis geheilt?

Um Neurodermitis dauerhaft zu heilen, müssen die Ursachen dieser Erkrankung beseitigt werden. Da die ursächliche Therapie bei allen umweltbedingten allergischen Erkrankungen identisch ist, werde ich sie an dieser Stelle nur kurz andeuten. Im Kapitel „Ursächliche Allergietherapien" gehe ich dann genauer auf sie ein. In jedem Fall muss der Körper entgiftet werden, wodurch sich das Immunsystem automatisch regeneriert. Liegt eine Schwäche der Verdauungskraft vor, sollte sich diese im Verlauf der Therapie ebenfalls normalisieren. Durch die Entgiftung des Körpers und die Regeneration der Verdauungskraft verschwinden in der Regel alle Allergien ganz von selbst! Da diese Therapie jedoch einige Zeit in Anspruch nimmt, kann es durchaus sinnvoll sein, vorübergehend zusätzliche Maßnahmen zur Linderung der allergischen Reaktionen zum Einsatz zu bringen *(siehe „Erste-Hilfe-Maßnahmen", Seite 113, „Hilfreiche symptomatische Allergietherapien", Seite 119, und „Das 10-Punkte-Ernährungsprogramm für Allergiker", Seite 163)*. Für sich allein führen diese zusätzlichen, eher symptomatischen Therapien jedoch äußerst selten zur dauerhaften Allergiefreiheit.

1. Fallbeispiel:
Neurodermitis im Kopfbereich

Anfang Dezember 1993 konsultierte uns eine Mutter mit ihrem vier Monate alten Sohn, Franz M., der von Monat zu Monat immer schwerer an Neurodermitis im Kopfbereich erkrankt war, bis diese schließlich in ein eitriges Ekzem übergegangen ist *(siehe linkes Foto, nächste Seite)*. Er litt unter einer starken Schwäche der Eiweißverdauung, hatte Darmflorastörungen und Darmpilze und war auf Muttermilch allergisch. Da er ausschließlich gestillt wurde und die Mutter ebenfalls stärkere Darmflorastörungen und Darmpilze aufwies, übertrug sie diese mit der Muttermilch auf das Baby. Das Kopfekzem war letztendlich eine Mischung aus Neurodermitis, einer bakteriellen Hautentzündung (Strepto- und Staphylokokken) sowie einem starken Pilzbefall (Candida albicans und parapsilosis).

In der Therapie wurde die Muttermilchallergie mit der Bioresonanz behandelt, die Darmflora regeneriert, die Verdauungskraft aufgebaut und der Körper von Umweltgiften entgiftet. Daneben kamen noch antibakterielle und pilzabbauende homöopathische Mittel zum Einsatz. Außerdem wurde die Darmflora der Mutter saniert, damit die Candidapilze nicht mehr mit der Muttermilch auf das Baby übertragen wurden. Aufgrund der Schwere dieses Falls dauerte es knapp sechs Monate, bis das Ekzem langsam abheilte. Weitere zwei Monate später waren auch die letzten Neurodermitisstellen im Gesicht weitgehend verschwunden *(siehe rechtes Foto, nächste Seite)*.

Was noch wichtig zu erwähnen wäre, ist, dass die betroffene Familie in der Nähe von Ingolstadt wohnt, umgeben von drei Erdölraffinerien und Deutschlands größter Sondermüllverbrennungsanlage. Außerdem führt nur wenige Kilometer vom Haus entfernt die sechsspurige Autobahn A9 von Nürnberg nach München vorbei.

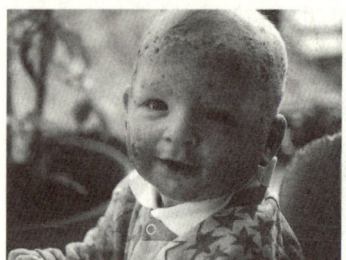 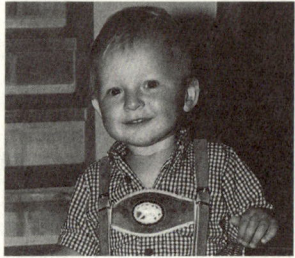

Links: Franz M. zu Beginn der Therapie (5 Monate alt), rechts: Franz M. acht Monate später (13 Monate alt)

2. Fallbeispiel: Punktförmige Neurodermitis

Im Juni 1998 suchte uns eine 55-jährige Frau aus Reichersbeuern im Voralpengebiet auf. Sie litt unter punktförmigen Neurodermitisstellen am ganzen Körper, insbesondere der Arme und Beine. Die Verdauungskraft war in Ordnung. Die Darmflora war hingegen erkrankt, da sie relativ viel raffinierten Zucker aß. Allergisch reagierte sie vor allem auf Milcheiweiß, Rinder-, Schweine- und Geflügelfleisch, Haselnüsse und Sonnenblumenkerne. Der allergische Reaktionsort war die Haut.

In der Therapie kam ein homöopathisches Einzelmittel zum Einsatz, das den Körper entgiftete und das Immunsystem sowie die Hautkonstitution stärkte. Dieses Mittel nahm sie alle vier Wochen, wodurch sich die Hautbeschwerden zunehmend besserten. Zur Ausleitung der gelösten Gifte nahm sie zweimal täglich ein homöopathisches Leber-Galle-Mittel ein. Ende November 1998 hatte sie den dritten und letzten Kontrolltermin in unserer Praxis, bei dem keine Allergien mehr nachweisbar und die Hautbeschwerden völlig verschwunden waren. Sie wurde mit der Empfehlung entlassen, ihr Konstitutions- und Entgiftungsmittel prophylaktisch vier- bis sechsmal pro Jahr einzunehmen, um den Körper weiter zu entgiften und damit einer erneuten Entstehung von Allergien vorzubeugen.

Allergisches Asthma

Unter allergischem Asthma (Bronchialasthma) versteht man eine allergische Erkrankung der Bronchien- und Bronchiolenschleimhaut. Bei den Bronchiolen handelt es sich um die kleinsten Verästelungen der Bronchien direkt vor den Lungenbläschen, in denen der Körper aus der eingeatmeten Luft Sauerstoff aufnimmt und Kohlendioxid abgibt.

Wie entsteht die asthmatische Atemnot?

Grundsätzlich haben die meisten Asthmatiker Allergien. Das können Allergien auf Blütenpollen, Nahrungsmittel, irgendwelche chemischen Substanzen, auf Pflanzen oder Tiere oder sogar auf die eingeatmete Luft sein. Reagiert man zum Beispiel auf Benzol[16] oder irgendwelche Verbrennungsprodukte der Autoabgase allergisch, so wird man immer dann mit asthmatischen Atembeschwerden zu tun haben, wenn man entsprechend belastete Luft einatmet. Dasselbe gilt natürlich für Industrieemissionen.

Die Atembeschwerden kommen dadurch zustande, dass sich die Bronchialmuskulatur verkrampft, die Schleimhäute der Bronchien und Bronchiolen allergisch anschwellen und ein zähfließendes Sekret produzieren. Wird viel Sekret gebildet, besteht außerdem die Gefahr einer zusätzlichen bakteriellen Infektion der Atemwege. Das Bronchialasthma ist dann mit einer chronischen Bronchitis verbunden. Das Hauptsymptom eines Asthmaanfalls ist die

---

16 Beim Benzol handelt es sich um eine Kohlenwasserstoffverbindung, die ausgesprochen gesundheitsschädlich ist. Autokraftstoffe enthalten derzeit (Stand 1999) immer noch zwischen 0,5 und 1 % Benzol.

hochgradige Atemnot und der starke Sauerstoffmangel im Gewebe, wodurch sich die Lippen bläulich verfärben können. Infolge der verkrampften und eingeengten Atemwege sowie des zähen Sekretes kommt es zu den pfeifenden Atemgeräuschen und der erschwerten und verlängerten Ausatmung.

Asthmasprays nur im Notfall

Symptomatische Asthmasprays führen vor allem zu einer schnellen, aber nur vorübergehenden Entkrampfung der Bronchialmuskulatur und Abschwellung der Schleimhäute, wodurch man wieder besser atmen kann. Daneben kommen in der konventionellen Therapie noch Langzeittherapeutika zum Einsatz, die vor allem einem Asthmaanfall vorbeugen sollen. Auch wenn all diese Mittel das Asthma nicht heilen können, so sind sie dennoch für den Notfall unentbehrlich! Auf Dauer können sie die Atemwegsbeschwerden jedoch verschlimmern, vor allem wenn sie Kortison enthalten. Ein jahrelanger Einsatz von Kortison kann nämlich die Bronchialschleimhäute derart verändern, dass dieser Zustand möglicherweise nicht mehr rückgängig zu machen ist.

Die Ursachen von Asthma

Die Ursachen, die zu allergischem Asthma führen, sind wiederum dieselben, die auch Neurodermitis oder irgendeine andere allergische Erkrankung hervorrufen können (Umweltgifte, chemisch-pharmazeutische Medikamente, ungesunde Lebensweise etc.). Die genetisch bedingten allergischen Reaktionsorte sind in diesem Fall die Bronchien und Bronchiolen.

Eine besondere Verschlimmerung können Asthmatiker auch durch psychische Belastungen erfahren *(siehe auch „Psyche und Allergien", Seite 64)*, da diese das Immunsystem immer zusätzlich schwächen. Vorübergehend können sich die allergischen Reaktionen auf irgendwelche Allergene, denen der/die Betroffene vielleicht ständig ausgesetzt ist, dann derart verstärken, dass dadurch regelrecht ein Asthmaanfall ausgelöst werden kann.

Ursächliche Asthmatherapie

Ursächlich geheilt wird Asthma genauso wie jede andere allergische Erkrankung. Der Körper muss entgiftet und eine mögliche Verdauungsschwäche aufgebaut werden *(siehe „Ursächliche Allergietherapien", Seite 129)*. Der dritte Schritt ist die konstitutionelle Stärkung der Bronchien und Bronchiolen, was nicht nur homöopathisch sondern auch über eine psychische Arbeit an sich selbst erreicht werden kann. Und als letztes können noch unterstützende Maßnahmen zur Stärkung des Immunsystem angewandt werden *(siehe dazu „Erste-Hilfe-Maßnahmen", Seite 113, „Hilfreiche symptomatische Allergietherapien", Seite 119, und „Das 10-Punkte-Ernährungsprogramm für Allergiker", Seite 163)*.

3. Fallbeispiel:
Neurodermitis, asthmatische Bronchitis, allergischer Schnupfen

Im Mai 1996 suchte uns eine Mutter aus Ingolstadt mit ihrem fünfjährigen Sohn auf, der unter starker Neurodermitis (Arme, Beine, Rücken), asthmatischer Bronchitis und unter einem allergischen Schnupfen litt. Die Neurodermitis hatte er bereits seit seiner Geburt. Bei unseren Untersuchungen stellten wir unter anderem eine ausgeprägte Eiweißverdauungsschwäche, Darmflorastörungen und eine Menge Allergien fest. Er war nicht nur auf tierische Nahrungsmittel, wie Milcheiweiß, Fleisch und Eier, allergisch, sondern auch auf Weizen, Roggen, Nüsse, Hefe, Zitrusfrüchte, Kiwis, einige Gemüsesorten, Hausstaub, Daunen und viele Blütenpollen. Somit gehörte er zur immer größer werdenden Gruppe der Multiallergiker mit besonders starken allergischen Reaktionen.

Kinder, aber auch viele Erwachsene, die ein derart geschwächtes und überlastetes Immunsystem aufweisen, neigen in der Regel zu häufigen Infekten, was die Konstitutionstherapie nicht gerade leicht macht. So auch in diesem Fall: Die immer wiederkehrenden akuten Krankheiten, wie Mittelohrentzündungen, Anginen und viele Atemwegsinfekte inklusive Lungenentzündungen, führten zu ständigen Unterbrechungen der Aufbau- und Entgiftungstherapie. Dennoch ging es dem Jungen insgesamt von Monat zu Monat zunehmend besser, bis nach genau zwei Jahren nur noch ein leichter Heuschnupfen übrig geblieben war. Im Frühjahr des darauffolgenden Jahres (1999) war auch dieser verschwunden. – Heute kann man ihm nicht mehr ansehen, dass er drei Jahre zuvor ein schwer krankes Kind gewesen war. Selbstverständlich kann er heute alle Lebensmittel essen, auf die er einst allergisch reagierte. Allerdings versucht die Mutter, die Familie mit einer gesunden, überwiegend laktovegetarischen Vollwertkost zu ernähren.

Dieser Fall ist typisch für Multiallergiker, die in Industriegebieten wie Ingolstadt aufgewachsen sind *(siehe auch das 1. Fallbeispiel)* oder dort bereits lange leben. Erstens ist der Heilungsweg dann meistens länger als bei Allergikern aus dem Alpen- oder Küstenraum *(siehe 2. und 4. Fallbeispiel)* und zweitens muss man viel mehr für die Prophylaxe tun, damit die Allergien aufgrund der starken Luftbelastungen nicht nach einigen Monaten oder Jahren langsam wiederkehren!

Vielleicht fragen Sie sich, wie es denn den anderen Familienmitgliedern dieses Kindes in Bezug auf Allergien geht? Der Junge hat nämlich noch zwei jüngere Brüder, die beide bereits von Geburt an Allergiker waren und Neurodermitis hatten. Beiden konnten wir relativ schnell helfen. Aber auch die Mutter der drei Kinder verlor ihre Allergien in wenigen Monaten durch die Aufbau- und Entgiftungstherapie. Sie reagierte unter anderem über das Nervensystem allergisch und hatte eine allergische Magenreizung.

4. Fallbeispiel:
Asthmatische Bronchitis

Im Gegensatz zum vorigen Beispiel konnten wir dem Kind in diesem Fall deutlich schneller helfen. Im Sommer 1999 behandelten wir einen eineinhalbjährigen Jungen mit einer reinen asthmatischen Bronchitis, die innerhalb des letzten Jahres immer schlimmer geworden war und ihn besonders nachts quälte. Er hatte einige Nahrungsmittelallergien auf Milcheiweiß, Rindfleisch, Hefe, Weizen, Fruchtzucker und somit auf fast alle Früchte, auf raffinierten Zucker sowie auf Daunen und Hausstaub. Die beiden letzten Allergien waren der Grund dafür, dass es ihm immer nachts im Bett so schlecht ging. Eine Verdauungsschwäche konnten wir nicht feststellen.

Therapiert wurde er mit einem individuell ausgesuchten Konstitutionsmittel, das ihm seine Mutter alle drei Wochen gegeben hat. Daneben bekam er ein ebenfalls individuell ausgesuchtes homöopathisches Mittel zur zusätzlichen Stärkung der Bronchien und Bronchiolen sowie ein Leber-Galle-Mittel zur Unterstützung der Leber in der Ausleitung der Umweltgifte, die durch das Konstitutionsmittel mobilisiert werden. Nach nur zwei Monaten waren die Atemwegsbeschwerden verschwunden und die Allergien nicht mehr nachweisbar. Zur weiteren Stabilisierung und Entgiftung bekommt der Junge sein Konstitutionsmittel nun in etwas größeren Abständen und wird es ab dem Jahr 2000 nur noch alle vier bis sechs Wochen zur Prophylaxe einnehmen. Eine Karenz der allergieauslösenden Nahrungsmittel wurde während der Therapie nicht eingehalten.

Der Erfolg stellte sich bei diesem Kind deswegen so schnell ein, da es einerseits keine Verdauungsschwäche aufgewiesen hatte und andererseits im Alpenvorland lebt.

Heuschnupfen

Immer mehr Menschen leiden unter Pollenallergien. Wenn im Frühjahr die Haselnusssträucher, Erlen und Birken blühen, beginnt die erste große Heuschnupfenwelle. Die Hochsaison ist jedoch in den Monaten von Mai bis August. Dann stehen die Getreidefelder und Wiesen mit all ihren Gräsern und Kräutern in voller Blüte.

Wie äußert sich Heuschnupfen?

Die Hauptsymptome von Heuschnupfen sind der zumeist wässrige Schnupfen und häufige Niesattacken. Daneben können jedoch auch die Augenbindehäute, der obere Rachenraum und die Ohrtrompete[17] mitreagieren. Weitere Symptome können daher sein: gerötete, juckende bis brennende und tränende Augen mit zum Teil großer Lichtempfindlichkeit, Jucken, Kitzeln oder verstärkte Schleimbildung im oberen Rachenraum sowie Jucken in den Ohren. Bei starker Beteiligung der Ohrtrompete kann diese auch zuschwellen oder durch eine verstärkte Schleimbildung verlegt (verstopft) werden, wodurch es zusätzlich zur vorübergehenden Schwerhörigkeit kommt.

Wie entsteht Heuschnupfen?

Die Ursachen, die zu Heuschnupfen führen, sind dieselben wie bei allen anderen allergischen Erkrankungen: ein durch Umweltgifte geschwächtes Immunsystem, das auf Polleneiweiße nicht mehr mit der normalen Immunabwehr reagieren kann und die Notbremse ziehen muss. Häufig weisen reine Pollenallergiker, die also nur auf

---

17 Bei der Ohrtrompete (Eustachische Röhre) handelt es sich um den Belüftungskanal des Mittelohres, der mit einer kleinen Öffnung im mittleren Rachenraum beginnt.

Pollenflugkalender

	Feb.	März	Apr.	Mai	Juni	Juli	Aug.	Sept.
Erle	H	H						
Haselnuss	H	H	H					
Pappel		H	H					
Weide		H	H					
Ulme		H	H					
Birke		V	H	H				
Ruchgras			H	H	H	H	V	
Buche			V	H				
Esche			V	H				
Löwenzahn			V	H	V	V	V	H
Roggen				H	H			
Wiesenrispengras				H	H	V		
Knäuelgras				H	H			
Goldhafer				H	H	H	V	V
Kiefer				H	H	H		
Spitzwegerich				H	H	H	H	V
Eiche				V	H			
Lolch				V	H	H	V	
Lieschgras				V	H	H	V	
Gerste, Weizen				V	H	V		
Holunder					H	H		
Glatthafer					H	H		
Honiggras					H	H		
Straußgras					H	H		
Linde					H	H		
Kammgras					H	H	V	
Brennnessel					H	H	H	H
Hafer				V	H	V		
Mais				V	H			
Goldrute						H	H	H

■ Hauptblüte   ▓ Vor-, Nachblüte

Pollen allergisch reagieren, jedoch auch eine geschwächte Eiweißverdauungskraft zumeist der Bauchspeicheldrüse auf, weshalb sie nicht selten verdauungskraftbedingte Darmflorastörungen haben und das Immunsystem zusätzlich mit mehr unverdautem Nahrungseiweiß zu kämpfen hat, als normal ist. Das Blut kann also bereits mit viel Fremdeiweiß belastet sein, ohne dass das Abwehrsystem auf diese Eiweiße allergisch reagiert. Wenn dann jedoch im Frühling und Sommer die Polleneiweiße dazu kommen, die über die Atemwegsschleimhäute ins Blut gelangen, können sie das Fass zum Überlaufen bringen. Das Abwehrsystem ist dann gezwungen, mit einer vermehrten Antikörperbildung auf diese Eindringlinge zu reagieren, wodurch schließlich die Allergien entstehen.

Viele Pollenallergiker sind potentielle Nahrungsmittelallergiker!

Viele Pollenallergiker sind daher latente Nahrungsmittelallergiker, denn wenn die Verdauungskraft weiter sinkt oder wenn die Kapazität des Immunsystems weiter abnimmt, treten in der Regel zusätzlich zu den Pollenallergien weitere Allergien hinzu. Immer wieder wird uns daher in der Praxis dieselbe Geschichte erzählt: Erst begann vor einigen Jahren alles mit einem leichten Heuschnupfen, der dann von Jahr zu Jahr immer stärker wurde. Mit der Zeit kamen jedoch noch weitere Allergien dazu, bis schließlich die ersten Allergien auf bestimmte Nahrungsmittel auftraten.

Die Heilung von Heuschnupfen

Geheilt wird Heuschnupfen nur, wenn das Immunsystem durch die Therapie dauerhaft gestärkt und eine möglicherweise geschwächte Verdauungskraft aufgebaut wird *(siehe „Ursächliche Allergietherapien", Seite 129)*. Das Weglassen von Schweinefleisch und raffiniertem Zucker sowie die Umstellung der Ernährung auf eine nicht allzu eiweißreiche, überwiegend vegetarische Vollwertkost kann bereits „Wunder bewirken" *(siehe auch „Das 10-Punkte-Ernährungsprogramm für Allergiker", Seite 163).* Alle weiteren Maßnahmen, die ebenfalls das Immunsystem entlasten und stärken, können natürlich genauso erfolgreich sein *(siehe „Erste-Hilfe-Maßnahmen", Seite 113 und „Hilfreiche symptomatische Allergietherapien", Seite 119).*

5. Fallbeispiel: Heuschnupfen und Katzenallergie

Im Mai 1997 konsultierte uns eine 34-jährige Frau aus Weiden (Niederbayern). Seit zwei Jahren hatte sie Heuschnupfen, der bereits im Frühjahr begann und sich bis zum Ende des Sommers hinzog. Die Hauptallergene waren folgende Blütenpollen: Haselnuss, Birke, Pappel, Wiesengräser, Roggen, Weizen, Gerste und Hafer. Außerdem hatte sie eine Katzenhaarallergie und war stark mit Quecksilber belastet, das aus ihren mit Amalgam gefüllten Zähnen stammte. Die allergischen Reaktionsorte waren die Nasenschleimhäute und der Rachen. Die Verdauungskraft war normal.

In der Therapie wurde der Körper mit individuell ausgesuchten homöopathischen Einzelmitteln entgiftet und das Immunsystem gestärkt. Außerdem stellte sie ihre Ernährung auf gesündere Lebensmittelkombinationen um und mied weitgehend den raffinierten Zucker. Im Verlauf des Jahres kam es bereits zu einer deutlichen Besserung der Symptome und im Frühjahr 1998 waren keine allergischen Reaktionen mehr vorhanden. Sie wurde mit der Empfehlung entlassen, alle zwei Monate ihr Konstitutions- und Entgiftungsmittel zur weiteren Entgiftung und Prophylaxe einzunehmen oder den Körper regelmäßig mit der Heilnahrung zu entgiften *(siehe „Die Heilnahrung nach Müller-Burzler", Seite 129).*

6. Fallbeispiel:
Starker Heuschnupfen

Im September 1997 suchte uns ein junger Mann (23 Jahre) aus Stammham bei Ingolstadt auf, der seit sechs Jahren unter starkem Heuschnupfen litt. Allergisch reagierte er vor allem im Bereich der Nasenschleimhäute und Augenbindehäute. Zu den Hauptallergenen gehörten folgende Blütenpollen: Kiefer, Fichte, Roggen, Wiesengräser und andere Gräser. Die Verdauungskraft und die Darmflora waren weitgehend gesund.

Da er im Spätsommer in unsere Praxis kam, zu einem Zeitpunkt, wo er kaum noch allergisch reagierte, hatten wir ungefähr ein halbes Jahr Zeit, ihn von den Allergien zu befreien. Mit einem individuell ausgesuchten homöopathischen Konstitutionsmittel wurde der Körper entgiftet und das Immunsystem gestärkt. Nach drei Monaten konnten wir keine Allergien mehr nachweisen. Der Patient war natürlich gespannt, ob er wirklich allergiefrei war. Das Frühjahr kam und die allergischen Reaktionen sind bis heute (Herbst 1999) ausgeblieben. Dauerhaft wird er jedoch nur dann allergiefrei bleiben, wenn er seinen Körper auch weiterhin in regelmäßigen Abständen von den neu aufgenommenen Umweltgiften befreit *(siehe „Ursächliche Allergietherapien", Seite 129).*

Andere allergische Erkrankungen

Neurodermitis, Asthma und Heuschnupfen gehören zwar zu den häufigsten allergischen Erkrankungen; daneben gibt es jedoch noch viele weitere Möglichkeiten allergisch zu reagieren, wie Sie aus den aufgelisteten allergischen Reaktionsorten und Symptomen entnehmen können.
- Im Bereich der Haut kann man grundsätzlich mit Neurodermitis, Nesselsucht aber auch mit der so genannten **Kontaktallergie** reagieren. Das Besondere dieser allergischen Reaktionsform ist, dass

die zumeist geröteten und juckenden Hautekzeme nur an den Stellen auftreten, die mit einem Allergen in Kontakt gekommen sind. Hauptauslöser von Kontaktallergien sind Metalle, wie Nickel, Chrom und Kobalt, aber auch Gummi oder Latex, Pflanzen, Kosmetika und Pflaster, Desinfektionsmittel, Medikamente und im Prinzip alle möglichen Produkte der chemischen Industrie.

- Besonders Kinder reagieren auf Allergien oft mit einer verstärkten **Hyperaktivität**. Die genetisch bedingten allergischen Reaktionsorte sind in diesem Fall fast ausnahmslos der Nervus sympathicus und bestimmte Gehirnbereiche. Die Kinder sind dann unruhig bis nervös und können sich nur schwer konzentrieren. Sie sind immer in Bewegung und oft schlafen sie auch schlecht. In der Schule können sie nicht richtig auf dem Stuhl sitzen bleiben, haben Schwierigkeiten, dem Unterricht zu folgen, und stellen daher eine große Belastung für einen geordneten und konstruktiven Unterricht dar. Zu Hause setzen sich diese Verhaltensweisen natürlich fort. Eine ungesunde Ernährung und zu viel Fernsehen verschlimmern diesen überreizten inneren Unruhezustand noch zusätzlich.

  Erwachsene, die über den Nervus sympathicus allergisch reagieren, neigen entweder ebenfalls zur Hyperaktivität und haben dann dieselben oder ähnliche Symptome wie hyperaktive Kinder oder sie unterdrücken den starken Bewegungsdrang und reagieren dann nicht selten mit depressiven Verstimmungen. Die äußeren Aktivitäten stellen daher bei den meisten Allergikern, die über den Nervus sympathicus reagieren, ein notwendiges Ventil für ihre innere Unruhe dar. Wird es verschlossen, richten sich die inneren Spannungen regelrecht gegen einen selbst, wodurch die **Depressionen** entstehen.

- Eine besondere Form der allergisch bedingten Hyperaktivität können aber auch plötzlich einsetzende, rasche **Muskelzuckungen**, so genannte Ticks, oder allergisch bedingte **Muskelkrämpfe** sein. In Extremfällen können sich dauerhafte Muskelkrämpfe sogar auf die gesamte Rumpf- und Extremitätenmuskulatur ausweiten, wodurch die Betroffenen regelrecht vom Rollstuhl und von der Betreuung anderer Menschen abhängig werden. In diesen Fällen reagiert jedoch nicht der Nervus sympathicus allergisch, sondern die allergischen Reaktionsorte sind entweder die Nerven, welche die Muskeln versorgen, oder die Muskeln selbst.

- Stellt hingegen der Nervus vagus, der Gegenspieler des Nervus sympathicus, einen allergischen Reaktionsort dar, so gehört zu den vorherrschenden Allergiesymptomen eine **permanente Müdigkeit oder Benommenheit**, die sich bis zur **Antriebslosigkeit** steigern kann. Da diese Beschwerden aber auch durch viele andere körperliche oder seelische Störungen und Krankheiten (z. B. Schilddrüsenunterfunktion, Lebererkrankungen, chronische Virusinfekte, Candidapilze, Stoffwechselübersäuerung, Mangelernährung, Stress und Burned-Out-Syndrom) oder durch Umwelteinflüsse (z. B. Schwermetallvergiftung oder Mobilfunkstrahlung) ausgelöst werden können, gehören sie heutzutage zu den häufigsten Krankheitssymptomen.
- Eine ebenfalls immer häufiger auftretende Reizung von Nerven und Muskelfasern zeigt sich in allergisch bedingten **Herzrhythmusstörungen** *(s. Fallbeispiel 11, Seite 160)*. Die allergischen Reaktionsorte sind hierbei entweder das vegetative Nervengeflecht des Herzens (Plexus cardiacus) oder das Reizleitungssystem.
- Weitere häufig vorkommende allergische Erkrankungen betreffen die Atemwege und den Verdauungstrakt. Wer daher unter immer wiederkehrendem **Fließschnupfen** oder häufigen **Niesattacken**, chronischen **Halsschmerzen**, ewiger **Rachenverschleimung**, ständigem **Räuspern**, permanenter **Heiserkeit** oder nie verschwindendem **Husten** leidet, hat in den meisten Fällen Allergien, die sich über die Nasenschleimhäute, die Rachenschleimhaut, den Kehlkopf, die Stimmbänder, die Luftröhre oder die Bronchien äußern. Andere Krankheiten sollten natürlich ausgeschlossen werden. Genauso verhält es sich mit chronischen **Magen- oder Darmschmerzen** und **Durchfällen**, die ebenfalls allergisch bedingt sein können.

- Besonders häufig sind kleine Kinder vom spontanen **Pseudokrupp-Anfall** betroffen, der vor allem durch Umweltgifte und psychische Belastungen ausgelöst wird. Dabei handelt es sich um eine entzündliche Anschwellung der Kehlkopfschleimhaut, die trotz des plötzlich einsetzenden keuchhustenähnlichen, bellenden Hustens und der starken Atemnot jedoch nur selten lebensbedrohlich ist. Die wichtigste Erste-Hilfe-Maßnahme ist daher, die Kinder erst einmal zu beruhigen, da sie sich aufgrund der Atemnot und der daraus entstehenden Angst sonst regelrecht in die Symptome hineinsteigern können. In der Regel haben alle Kinder, die häufiger einen Pseudokrupp-Anfall bekommen, ein geschwächtes Immunsystem und Allergien und reagieren meistens auch über die Kehlkopfschleimhaut allergisch.
- Im Bereich der Ohren gibt es drei ausgesprochen sensible Bereiche, die sehr häufig von Allergien betroffen sind. Es handelt sich um das Hörorgan (Schnecke), das Gleichgewichtsorgan (Labyrinth) und um den Gleichgewichts- und Hörnerv (Nervus vestibulocochlearis). Die dazugehörigen Symptome sind **Ohrensausen** oder **Hörstörungen, wie Halleffekte oder verstärktes Hören, Gleichgewichtsstörungen und Schwindel** sowie **Schwerhörigkeit bis Taubheit**. Aber auch **chronische Ohrenschmerzen** oder **häufig wiederkehrende Mittelohrentzündungen** können mit Allergien in Verbindung stehen. Der allergische Reaktionsort ist in diesem Fall die Mittelohrschleimhaut.
- Was die Augen anbetrifft, können sie auf Allergien nicht nur mit **Bindehautentzündungen** oder **Augenlidschwellungen** reagieren, sondern auch mit einer allergisch bedingten **Anschwellung der Tränenkanälchen**. Diese Reaktionsmöglichkeit gehört zwar zu den eher selteneren, sie ist jedoch, wenn sie auftritt, äußerst unangenehm. Schwellen die Gänge nämlich zu oder werden sie von zu viel Sekret verstopft, kann die Tränenflüssigkeit nicht mehr abfließen und das Auge ist ständig am Tränen. Andererseits beobachten wir immer häufiger einen Zusammenhang von umweltbedingten Stoffwechselstörungen und Allergien mit **zu**

wenig **Tränenflüssigkeit**, wodurch es ebenfalls zu Bindehautreizungen kommt und die Augen über Nacht regelrecht verkleben können.
- Bei Frauen und Mädchen können die **Vaginalschleimhäute** allergisch reagieren, wodurch es zu ständigen Beschwerden in dieser Körperregion kommt.

MERKE: **Sind irgendwelche Schleimhäute des Körpers von allergischen Reaktionen betroffen, so ist deren Widerstandskraft gegenüber Krankheitserregern automatisch herabgesetzt. Daher neigen im Prinzip alle Menschen, die zum Beispiel eine allergische Bronchitis, Vaginitis, Blasen- oder Magenschleimhautentzündung haben, zu immer wiederkehrenden Infektionen dieser Organe, wodurch das Gesamtbild der Erkrankungen natürlich deutlich verschlechtert wird.**

Dauerhaft geheilt werden all diese Erkrankungen nur durch eine Behandlung der Ursachen, die zu den Allergien geführt haben. Lesen Sie dazu die Kapitel „Hilfreiche symptomatische Allergietherapien", „Ursächliche Allergietherapien" und „Das 10-Punkte-Ernährungsprogramm für Allergiker".

Weitere Beispiele für das Allergie-Syndrom

Mit den letzten vier Fallbeispielen möchte ich die Vielfältigkeit der allergischen Reaktionsmöglichkeiten veranschaulichen. Sie zeigen deutlich, wie komplex das Allergie-Syndrom sein kann und dass ein Großteil der heutigen Krankheiten und Symptome umweltbedingt ist!

7. Fallbeispiel:
Depressionen und Nesselsucht

Im September 1998 reiste eine 43-jährige Frau mit ihrem Ehemann aus der Schweiz an, der es körperlich und seelisch ausgesprochen schlecht ging. Seit vielen Jahren litt sie bereits unter schweren Magen-Darm-Beschwerden mit therapieresistentem Candidabefall. Der Hauptgrund ihres Besuches waren jedoch ihre unerklärlichen Depressionen und stark juckenden Hautquaddeln (Urtikaria), die immer dann auftraten, wenn sie etwas Falsches gegessen hatte.

Bei unseren Untersuchungen stellten wir massive Darmflorastörungen und eine starke Candidose fest. Der Grund dafür war eine ausgeprägte Eiweißverdauungsschwäche, wodurch sie die permanenten Darmbeschwerden entwickelte. Außerdem war sie hochgradig allergisch. Es gab kaum noch ein Lebensmittel, das sie vertrug. Ihre allergischen Reaktionsorte waren die Haut und der Nervus sympathicus. Da sie außer ihrem Gesundheitszustand keine anderen Probleme hatte, waren die Depressionen ausschließlich physisch bedingt. Sie wurden durch die allergische Reizung des Nervus sympathicus, die Candidapilze und die allgemeine Stoffwechselübersäuerung aufgrund der schlechten Verdauungskraft ausgelöst.

In der Therapie wurde die Darmflora saniert, die Verdauungskraft aufgebaut und der Körper entgiftet. Ab November 1998 ging es ihr zunehmend besser, vor allem psychisch. Im April 1999 war die Verdauungskraft bereits so stark, dass sie sogar Fisch und Geflügel wieder problemlos vertrug. Depressionen hatte sie keine mehr. Zwei Monate später waren auch die letzten Allergien verschwunden. Seitdem hat für sie ein neues Leben begonnen.

8. Fallbeispiel:
Allergische Hyperaktivität mit Hautrötungen

Dieser Fall ist ein klassisches Beispiel für die allergische Hyperaktivität. Ende Dezember 1997 behandelten wir einen neunjährigen Jungen aus Ingolstadt mit starker innerer Unruhe, Nervosität und Ängsten, starken Einschlafstörungen und innerer Hitze, sobald er im Bett lag, sowie allergisch bedingten Hautrötungen der Hände. Allergisch reagierte er vor allem auf alle tierischen Nahrungsmittel, wie Milchprodukte, Fleisch und Eier, aber auch auf Nüsse und Ölsamen und auf raffinierten Zucker. Die allergischen Reaktionsorte waren der Nervus sympathicus und die Haut.

In der Therapie wurde vor allem der Körper entgiftet und das Immunsystem gestärkt. Die Ängste behandelten wir mit individuell ausgetesteten Bachblüten. Anfang Februar 1998 schlief der Junge bereits wieder besser ein und im April 1998 ist er insgesamt schon deutlich ruhiger gewesen. Im Juni 1998 konnten keine Allergien mehr nachgewiesen werden und alle anfänglichen Symptome hatten sich normalisiert.

9. Fallbeispiel: Benommenheit, Migräne und Schwindel

Das Gegenstück zur allergischen Hyperaktivität ist die allergisch bedingte Vagusreizung, von der ebenfalls immer mehr Menschen betroffen sind. Ein typisches Beispiel ist folgender Fall: Im Februar 1999 konsultierte uns eine 30-jährige Frau aus Ingolstadt, die unter starker Benommenheit, unerklärlichen Schwellungen und Taubheitsgefühlen im Gesicht, permanentem Schwindel und wöchentlicher Migräne litt. Neben einer Schilddrüsenunterfunktion stellten wir einige Lebensmittelallergien und eine starke Allergie auf Schimmelpilze fest. Tatsächlich wohnte die Frau auch in einer Wohnung, die mit Schimmelpilzen belastet war. Die allergischen Reaktionsorte waren der Nervus vagus (→ Benommenheit), der Nervus facialis (Gesichtsnerv → Schwellungen und Taubheitsgefühle im Gesicht) und das Labyrinth (Gleichgewichtsorgan im Innenohr → Schwindel).

Durch die gezielte konstitutionelle Entgiftungs- und immunstärkende Therapie sowie die Behandlung der Schilddrüsenunterfunktion verloren sich fast alle Symptome innerhalb weniger Monate. Nur die Migräne trat noch hin und wieder in deutlich abgeschwächter Form auf, bis auch diese völlig verschwand. Ende Oktober 1999 zog die Frau mit ihrer Familie in eine neue Wohnung, die nicht mehr mit Schimmelpilzen belastet ist.

10. Fallbeispiel: Regelmäßige Durchfälle

Als letztes Beispiel stelle ich Ihnen den Fall eines 50-jährigen Mannes aus Ingolstadt vor, der uns im November 1996 wegen regelmäßiger Durchfälle aufsuchte, die immer einige Stunden nach dem Verzehr von Fleisch und Wurst auftraten. Bei unseren Untersuchungen stellten wir eine Eiweißverdauungsschwäche der Bauchspeicheldrüse und starke Allergien auf Fleisch und Hefe fest. Außerdem wies er stärkere Darmflorastörungen auf, die auf die schwache Verdauungskraft und den regelmäßigen Verzehr von raffiniertem Zucker zurückzuführen waren. Der allergische Reaktionsort war die Dünndarmschleimhaut – genauer: die Schleimhaut des unteren Dünndarms, des Ileums –, weshalb er immer erst einige Stunden nach dem Verzehr von Fleisch die Durchfälle bekam.

So wie in den anderen Fallbeispielen musste auch in diesem Fall der Patient zumindest teilweise von Umweltgiften befreit und die Verdauungskraft aufgebaut werden, um eine dauerhafte Allergie- und Beschwerdefreiheit zu erreichen. Bereits vier Monate nach Beginn der homöopathischen Aufbau- und Entgiftungstherapie waren die Allergien und Darmflorastörungen ohne zusätzliche Darmflorasanierung nicht mehr nachweisbar und die Durchfälle verschwunden. Bis heute sind sie nicht mehr aufgetreten. Fleisch hatte der Mann während der ersten Therapiemonate zwar reduziert, jedoch nicht hundertprozentig gemieden. Ansonsten wird bei ihm zu Hause vollwertig gekocht und gebacken und auf die Kombinationsfehler (Getreide, Kartoffeln, Gemüse ↔ saure Früchte; rohe Nüsse und Ölsamen sowie rohes Getreide ↔ Salz) wird ebenfalls geachtet. Die einzige Prophylaxe, die er neben einer gesünderen Ernährung heute noch betreibt, ist eine leichte Entgiftung des Körpers, um nicht nur allergiefrei zu bleiben, sondern um auch anderen Umwelt- oder Stoffwechselerkrankungen vorzubeugen.

Schuppenflechte (Psoriasis)

Die Schuppenflechte ist eine Hauterkrankung, deren Ursachen denen der Neurodermitis sehr ähneln. In den meisten Fällen haben an Schuppenflechte Erkrankte ebenfalls eine mehr oder weniger starke Schwäche der Eiweißverdauung mit entsprechenden Darmflorastörungen. Es finden sich fast immer Allergien auf Nahrungsmittel oder andere Substanzen, die sich – ebenso wie bei der Neurodermitis – über die Haut zeigen. Dennoch ist Schuppenflechte eine komplexere Erkrankung als Neurodermitis, da die Hautsymptome nur teilweise mit den Allergien in Verbindung stehen. Vielfach spielen hier die Erbanlagen, die Psyche oder auch geistige Gründe, die Darmfloraverhältnisse und die allgemeine Verschlackung und Übersäuerung des Körpers eine noch größere Rolle als bei der Neurodermitis.

Die Behandlung der Schuppenflechte ist dennoch sehr ähnlich wie die von Neurodermitis. Die Entgiftung des Körpers sowie die Regeneration einer geschwächten Verdauungskraft und der Darmflora sind von entscheidender Bedeutung. Die Betroffenen sollten sich nicht allzu eiweißreich und so gesund wie möglich ernähren. Oft reichen diese Maßnahmen allein jedoch noch nicht aus, um beschwerdefrei zu werden, auch wenn dadurch schon eine Besserung der Symptome erreicht werden kann. Dann müssen zusätzliche Mittel zum Einsatz kommen, durch die der Hautstoffwechsel wieder normalisiert wird.

Von Autoimmunerkrankungen bis Zöliakie

Neben der Schuppenflechte gibt es noch einige weitere Krankheiten, die ebenfalls häufig mit Allergien in Verbindung stehen. In der Regel stellen die Allergien bei diesen Krankheiten jedoch nur einen Teil der Ursachen dar, so dass sie diese zwar mitauslösen oder verstärken können, aber keinesfalls die einzigen Ursachen sind. Weitere Krankheitsfaktoren sind die Erbanlagen, psychisch-geistige Ursachen, Umweltgifte und lebensfeindliche Strahlungen, chemischpharmazeutische Medikamente, Ernährungsfehler, umwelt- und ernährungsbedingte Stoffwechselstörungen und Verdauungsschwächen, Darmflorastörungen und Darmpilze.

Zu diesen mit Allergien in Verbindung stehenden oder allergieähnlichen Erkrankungen gehören unter anderem:

- Hashimoto-Thyreoiditis (Autoimmunerkrankung der Schilddrüse)
- Sklerodermie (Autoimmunerkrankung des Bindegewebes und der Haut)
- Morbus Crohn (entzündliche Erkrankung des gesamten Verdauungstraktes, bevorzugt im unteren Dünndarmbereich und Dickdarm)
- Colitis ulcerosa (entzündliche Erkrankung des Dickdarms)
- Zöliakie (Kinder) bzw. die einheimische Sprue (Erwachsene) (allergieähnliche Reaktion auf das in den meisten Getreidesorten vorkommende Klebereiweiß Gluten mit Veränderungen der Dünndarmschleimhaut, wodurch es zu starken Resorptionsstörungen für alle Nährstoffe und wässrigen Durchfällen kommt)

Die psychischen Symptome von Allergien

Neben den bereits besprochenen körperlichen Allergiesymptomen gibt es noch eine Reihe psychischer Symptome, von denen viele Allergiker zusätzlich betroffen sind. Die meisten dieser Symptome sind jedoch an die körperlichen gebunden, weshalb sie sich nur selten von den körperlichen Auswirkungen der Allergien trennen lassen. Man denke nur an einen starken Neurodermitiker, dessen Haut den ganzen Tag juckt und das Jucken auch nachts nicht aufhört. Solche Menschen sind allein durch ihre körperlichen Beschwerden oft am Ende ihrer Nervenkraft. Sie werden nervös, schlafen schlecht und halten ihre ganze Umgebung in Aufruhr. Außerdem entwickeln sie wegen ihrer kranken Haut häufig starke Minderwertigkeitskomplexe, was die Psyche natürlich noch zusätzlich belastet. Asthmatikern, Heuschnupfengeplagten oder Menschen mit allergisch bedingten Durchfällen kann es natürlich ähnlich ergehen.

„Die dünne Haut" von Allergikern

Die psychischen Symptome sind also mehr oder weniger an die allergischen Reaktionen des Körpers gebunden. Daher gibt es einige klassische Symptome, die bei vielen stärkeren Allergikern vorkommen. Das am häufigsten vorkommende psychische Symptom bei Allergikern ist die übersteigerte Sensibilität auf alle Außenreize. Disharmonische Zustände wie Stress, Lärm, Konflikte und Ärger werden daher von vielen Allergikern viel schlechter kompensiert als von gesunden Menschen. Ihnen fehlt einfach die natürliche innere Ruhe, da sich bei ihnen die ständige Kampfphase des Immunsystems regelrecht auf das Seelenleben überträgt. Viele Allergiker müssen daher zur Erledigung der alltäglichen Aufgaben und Pflichten deutlich mehr Kraft und Energie mobilisieren als gesunde Menschen. Um so eher kann dann schon mal ein stärkerer Allergiker die Beherrschung verlieren und ausfallend werden. Dieser Zustand hat dann aber nur selten etwas mit dem cholerischen Temperament eines Gesunden gemeinsam, sondern entspricht vielmehr einer völligen Erschöpfung von Körper und Seele. Längere Erholungsphasen sind daher für die meisten stärkeren Allergiker besonders wichtig.

Bei Kindern zeigt sich die allergisch übersteigerte Sensibilität auf äußere Reize vor allem in ihrer starken Unruhe und Unkonzentriertheit. Im Unterkapitel „Andere allergische Erkrankungen" auf Seite 101 bin ich auf diesen hyperaktiven Zustand bereits eingegangen, der fast ausnahmslos mit einer allergischen Reizung des Nervus sympathicus und bestimmter Gehirnbereiche in Verbindung steht.

Oft bestimmen Depressionen den Alltag

Ein weiteres, häufig vorkommendes Symptom vor allem bei allergischen Babys und Kleinkindern ist, dass sie mehr weinen als ihre gesunden Altersgenossen; häufig lassen sie sich auch schlechter beruhigen. Oft schlafen sie schlecht und sind auch tagsüber unruhig und quengelig.

Aber auch erwachsene Allergiker sind häufig nervös und leiden nicht selten unter Schlafstörungen. Viele haben ebenfalls Konzentrationsschwierigkeiten und können sehr vergesslich sein. Des Weiteren berichten viele von ihnen von intensiven Stimmungsschwankungen, die durch die Aufnahme oder allein schon durch den Kontakt mit einem starken Allergen ausgelöst werden können. Schlagartig kann sich dann der psychische Zustand verschlechtern und wird nicht selten von depressiven Phasen begleitet. Die Depressionen können manchmal sogar so weit gehen, dass die Betroffenen den Sinn eines solchen Lebens ernsthaft in Frage zu stellen beginnen.

Elektrizität als Allergieverstärker

Neben all diesen psychischen Symptomen sind viele Allergiker aber auch extrem elektrosensibel, so dass sie durch Elektrosmog im Wohnbereich oder in der Nähe von Funktürmen (Mobilfunk, Radio- und Fernsehsender etc.) und Hochspannungsleitungen eine Verschlimmerung all ihrer körperlichen oder seelischen Symptome erleben können *(siehe „Leben Sie in einem gesunden Wohnklima?", Seite 43)*. Bei der Elektrosensibilität handelt es sich jedoch keinesfalls um eine krankhafte Anlage, sondern sie steht vielmehr mit einer angeborenen oder erworbenen allgemeinen Feinfühligkeit eines Menschen in Verbindung. Bei einem starken Allergiker kann sie allerdings extreme Ausmaße annehmen und alle allergischen Symptome verstärken.

Die psychischen Allergiesymptome im Überblick:

- eine übersteigerte Sensibilität auf alle Außenreize
- seelisch-körperliche Erschöpfungszustände
- Stimmungsschwankungen bis hin zu Depressionen
- Nervosität und innere Unruhe
- Hyperaktivität
- innere Gereiztheit und Neigung zur Aggressivität
- Unkonzentriertheit
- Vergesslichkeit
- Schlaflosigkeit oder starkes Schlafbedürfnis
- übersteigerte Elektrosensibilität
- allergische Babys weinen mehr als ihre Altersgenossen.

Erste-Hilfe-Maßnahmen

Jeder Allergiker fragt sich zunächst, was er tun kann, damit es ihm möglichst schnell wieder besser geht. Wie Sie jedoch in diesem Buch erfahren haben, können die meisten Allergien und die damit verbundenen Erkrankungen erst dann dauerhaft verschwinden, wenn die Ursachen, die zu den Allergien geführt haben, beseitigt worden sind. Man sollte daher weder von den Erste-Hilfe-Maßnahmen noch von den symptomatischen Therapien allzu viel erhoffen. Diese können die allergischen Symptome zwar verringern und manchmal auch beseitigen, jedoch kommen sie relativ schnell wieder, wenn die Wirkungen der angewandten Mittel oder Methoden nachlassen oder wenn man erneut mit den Allergenen in Kontakt kommt.

1. Chemische Medikamente nur im Notfall

Die meisten Neurodermitiker haben bereits erlebt, dass kortisonhaltige Salben eine deutliche und schnelle Besserung der erkrankten Haut bewirken. Mit dem Kortison wird jedoch nur die entzündete Hautsituation beeinflusst, die Allergien werden damit keinesfalls behandelt. Weitere Nachteile dieser Therapie sind, dass durch die „Unterdrückung" des Krankheitsgeschehens zuvor gesunde Hautstellen vom allergischen Ekzem befallen werden können oder dass sich die Symptomatik verlagern kann und zum Beispiel Asthma auftritt. Außerdem verschlechtern sich nach Absetzen der Behandlung häufig die Neurodermitissymptome.

Für Asthmatiker, an Heuschnupfen Erkrankte und alle anderen Allergiker gilt im Prinzip dieselbe Empfehlung. Setzen Sie kortisonhaltige Sprays, Antihistaminika und andere chemische Medikamente nur solange ein wie sie unbedingt erforderlich sind. Längere Behandlungen von Asthma mit kortisonhaltigen Sprays führen ansonsten zu einer Veränderung der Bronchialschleimhäute, wodurch sich die Atemwegssymptome verschlimmern können.

EMPFEHLUNG: Verwenden Sie kortisonhaltige Medikamente, Salben und Sprays nur im Notfall oder in akuten Fällen für kurze Zeit.

2. Kalziumeinnahme

Kalzium wirkt unter anderem entzündungshemmend, gefäßabdichtend und antiallergisch. Bei einigen allergischen Reaktionen können daher hohe Gaben von Kalzium ausgesprochen schnell zu einer Linderung der Symptome führen. Dazu gehört vor allem die allergisch bedingte Nesselsucht (Urtikaria), bei der es sich um schubweise auftretende, stark juckende Hautquaddeln oder Hautschwellungen handelt. Aber auch bei anderen allergischen Erkrankungen können regelmäßige Einnahmen von Kalzium durchaus eine Besserung der Symptome bewirken.

ANWENDUNG: Im Akutfall können Erwachsene ein- bis dreimal täglich 1000 mg Kalzium einnehmen. Kinder nehmen je nach Körpergewicht ein- bis dreimal täglich 250 bis 500 mg. Kaufen Sie sich dafür ein Präparat in der Apotheke, das Ihnen zusagt und das Sie vertragen.

Zur regelmäßigen Einnahme reichen in der Regel zusätzlich zum Kalzium, das in der Nahrung vorkommt, einmal täglich 500 bis 1000 mg Kalzium (bei Kindern 250 bis 500 mg), um die allergischen Reaktionen abzuschwächen.

WARNUNG: **Falls Sie wegen einer Herzerkrankung herzwirksame Glykoside (z. B. Digitalis- oder Strophantuspräparate) einnehmen, dürfen Sie diese Kalziumtherapie auf keinen Fall anwenden. Es besteht sonst die Gefahr von Herzflattern (Tachyarrythmien) bis zum Kammerflimmern mit Todesgefahr! Jede Kalziumtherapie oder vermehrte Einnahme sollten**

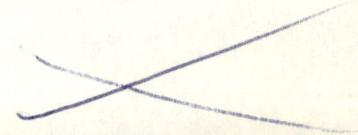

Sie daher immer mit Ihrem Arzt oder Heilpraktiker absprechen.

EMPFEHLUNG: Ernähren Sie sich möglichst kalziumreich, falls Sie nicht gerade auf die aufgeführten Lebensmittel allergisch reagieren.

Besonders kalziumreich sind:
- Milch, Joghurt, Käse,
- Sesamsamen, Leinsamen, Haselnüsse und Mandeln,
- Amaranth und Sojabohnen,
- Grünkohl, Brokkoli, Mangold, Spinat, Fenchel, Brennnesseln, Petersilie und Löwenzahnblätter.

3. Einsatz homöopathischer Antiallergika

Falls die allergischen Reaktionen nicht so stark sind, dass sie mit chemischen Medikamenten behandelt werden müssen, stehen auch eine Menge naturheilkundlicher Präparate zur Verfügung, welche die allergischen Symptome vorübergehend lindern können. Der Nachteil dieser Mittel ist, dass sie nicht bei allen Menschen gleich gut wirken. Dennoch gibt es zwei Präparate, die bereits vielen Allergikern geholfen haben:

- *Allergokatt* von der Firma Kattwiga GmbH, Nordhorn. Es handelt sich um Michzuckertabletten mit den Wirkstoffen von vier Pflanzen in den homöopathischen Potenzen D4 und D6:
  - *Cardiospermum (Ballonrebe):* Allergien im Haut- und Schleimhautbereich, Neurodermitis, Nesselsucht (Urtikaria), Schuppenflechte
  - *Galphimia glauca (Pflanze aus Mittelamerika):* Allergien, Heuschnupfen, Bronchialasthma, Neurodermitis etc., Wetterfühligkeit
  - *Luffa operculata (Pflanze aus Mittel- und Südamerika):* u. a. bei Heuschnupfen und Bronchialasthma
  - *Sabadilla (Mexikanisches Läusekraut):* u. a. bei Heuschnupfen

ANWENDUNG: In akuten Fällen kann man stündlich bis halbstündlich eine *ganze* Tablette lutschen. Ansonsten reichen auch drei bis sechs über den Tag verteilt.

Wichtig ist, dass die Tabletten *nicht* mit Flüssigkeit eingenommen werden, sondern im Mund zergehen sollten. Der Mindestabstand zum Essen und Trinken sollte 5 bis 10 Minuten betragen.

Nach meinen persönlichen Erfahrungen kann dieses Mittel sowohl von Erwachsenen als auch von Kindern und Babys unbedenklich eingenommen werden. Will man es Babys verabreichen, sollte eine *ganze* Tablette jedoch pulverisiert und mit wenigen Tropfen Wasser breiig vermischt werden.

Weitere Informationen zu Allergokatt entnehmen Sie bitte dem Beipackzettel.

Falls das Mittel *Allergokatt* bei Ihnen nicht wirkt oder Sie keine Milchzuckertabletten vertragen, können Sie sich auch die Einzelkomponenten in Tabletten- oder Tropfenform in der Apotheke zum Beispiel von den homöopathischen Firmen DHU (Deutsche Homöopathie-Union) oder Staufen-Pharma bestellen. Globuli, die mit dem Wirkstoff besprühte Zuckerkügelchen darstellen, sind wegen der geringen Wirkstoffmenge in dieser niedrigen Potenzierung (D4) weniger wirksam, weshalb ich sie nicht empfehlen kann.

Bei allen allergischen Erkrankungen können Sie grundsätzlich immer *Galphimia glauca D4* einsetzen. Je nach Bedarf können Sie in diesem tiefen Potenzbereich dann andere Mittel dazukombinieren: bei Neurodermitis oder Nesselsucht zum Beispiel *Cardiospermum D4*, bei Asthma *Luffa operculata D4* und bei Heuschnupfen *Sabadilla D4* und/oder *Luffa operculata D4*.

Nehmen Sie grundsätzlich immer eine ganze Milchzuckertablette (0,25 Gramm) oder 5 Tropfen von jedem Mittel ein. Ansonsten entsprechen die Einnahmeregeln denen von *Allergokatt (siehe Anwendung)*.

- *Carbonylgruppen comp. – Ampullen (SSR)* von der Firma Tonia GmbH in Worms. Bei diesem Medikament handelt es sich um ein Präparat in der Verdünnung D6, das bestimmte enzymähnliche Stoffwechselkatalysatoren aktiviert, wodurch es unter anderem zu einer Entgiftung des Körpers und zur Stärkung des Immunsystems kommt und sich Allergien (vorübergehend) verringern können. Die Entgiftungswirkung dieses Mittels kann je nach der Stoffwechselsituation stärker oder schwächer ausfallen. Sie ist jedoch keinesfalls so umfassend wie die von den im Kapitel „Ursächliche Allergietherapien" angegebenen Entgiftungsmethoden.

  ANWENDUNG: Da dieses Präparat normalerweise gespritzt wird und zu mehr oder weniger starken Entgiftungsreaktionen des Körpers führen kann, gehört diese Therapie eigentlich in die Hände eines Therapeuten. **Bitte lesen Sie hierzu den wichtigen Hinweis auf Seite 140.** Verwendet man das Medikament hingegen als Trinkampulle, ist die Wirkung etwas schwächer. Alle 10 bis 14 Tage eingenommen, kann es sowohl bei Kindern als auch Erwachsenen eine Linderung der allergischen Symptome bewirken. Babys und Kleinkinder sollten nie mehr als eine halbe Ampulle bekommen.

  Verschlechtern sich hingegen nach der Einnahme die allergischen Symptome für einige Tage oder Wochen, so entgiftet das Mittel den Körper bereits zu stark. In diesem Fall muss die Menge soweit reduziert werden, bis keine negativen Reaktionen mehr auftreten. Außerdem lässt sich natürlich auch noch der Abstand zwischen den einzelnen Gaben vergrößern.

  Das Mittel sollte immer auf nüchternen Magen eingenommen werden, weil es so am besten im Dünndarm resorbiert wird. Schütten Sie den Inhalt der Ampulle in etwas Wasser und trinken es dann. Der Abstand zu anderen Getränken oder Speisen sollte mindestens 15 Minuten betragen.

Alle angegebenen Mittel werden rezeptfrei in der Apotheke verkauft und können bei allen allergischen Erkrankungen gleichzeitig angewandt werden.

Hilfreiche symptomatische Allergietherapien

Das Angebot von hilfreichen aber auch weniger effektiven symptomatischen Therapien und Heilanwendungen ist mittlerweile ausgesprochen groß. In der Regel tun sich medizinische Laien daher oft schwer, Sinnvolles von weniger Sinnvollem zu unterscheiden. So bleibt ihnen häufig nichts anderes übrig, wenn sie auf der Suche nach Hilfe sind, alles nacheinander auszuprobieren. Der eine oder andere findet dann auch irgendwann eine Methode, die ihm hilft; in den meisten Fällen kommt es jedoch nur zu einer Besserung der Symptome und nur äußerst selten zu einer dauerhaften Heilung. Bei weniger starken Allergikern können sie hingegen auch zu einer Beschwerdefreiheit führen. Fast immer kommt es jedoch nach einiger Zeit zu Rückfällen, so dass die Methode erneut angewandt werden muss.

Unter symptomatischen Therapien versteht man daher alle Anwendungen, die zwar die Symptome lindern oder auch beseitigen, durch die jedoch die Ursachen nicht bekämpft werden, die zu den Beschwerden geführt haben. Rückfälle sind daher bei allen symptomatischen Heilanwendungen fast immer vorprogrammiert, wenn sie nicht permanent oder in bestimmten Abständen angewandt werden.

Dennoch können viele symptomatische Therapien ausgesprochen hilfreich sein, weil man mit ihnen in der Regel schneller als mit der Behandlung der Ursachen zumindest eine Linderung der Symptome erreichen kann.

1. Vermeidung der Allergene

Die wichtigste symptomatische Maßnahme zur Verbesserung der allergischen Situation ist die Vermeidung der Allergene, falls das möglich ist und man die allergieauslösenden Substanzen kennt. Aber auch wenn nicht alle Allergene bekannt sind, kann es schon eine deutliche Hilfe sein, wenn zumindest die Hauptallergene gemieden werden.

Da die Milch von Tieren und ganz besonders die Kuhmilch sowie deren eiweißhaltige Produkte, wie Joghurt, Kefir, Buttermilch, Molke, Quark und Käse, zu den stärksten Nahrungsmittelallergenen gehören, kann es für den einen oder anderen Allergiker schon hilfreich sein, Milchprodukte zu meiden *(siehe dazu „Liste der häufigsten Nahrungsmittelallergene", Seite 74)*.

Leider haben heutzutage immer mehr Menschen nicht nur eine oder wenige Allergien, sondern mehrere. Je mehr Allergien man hat, um so schwerer wird es natürlich, allen Allergenen immer aus dem Weg zu gehen. Ganz besonders schwer ist es für die so genannten Multiallergiker und für Menschen, die auf Pollen, Hausstaub, Bestandteile der Atemluft oder Wohngifte allergisch reagieren.

Ich empfehle Ihnen daher an dieser Stelle nicht, den Versuch zu starten, Ihr Haus von Hausstaubmilben und deren allergieauslösenden Kot zu befreien, da es sich dabei um ein schier unmögliches Unterfangen handelt, oder ihre liebgewonnene Katze zu verschenken, weil Sie womöglich neuerdings auf Katzen allergisch reagieren. Vielmehr sollten Sie Ihr Immunsystem unter anderem mit einer gesunden Lebens- und Ernährungsweise stärken und Ihren Körper entgiften *(mehr dazu in den nächsten beiden Kapiteln)*. Dann werden Sie nicht nur Ihre Hausstaub- oder Katzenallergie über kurz oder lang verlieren, sondern alle Allergien.

EMPFEHLUNGEN: Tragen Sie überwiegend **Naturtextilien**, da alle Kleidungsstücke, die Kunstfasern enthalten, immer einen schwächenden Einfluss auf das Immunsystem ausüben. Außerdem können vor allem konventionelle Textilien giftige Chemikalien enthalten, die über die Haut in den Körper gelangen. Das betrifft zum Beispiel giftige Substanzen in den Textilfarben oder Pestizidrückstände.

Als **Waschmittel** sollten nur biologische Produkte oder Neutralseifen verwendet werden, da sie keine oder weniger optische Aufheller, chemische Duftstoffe und andere allergieauslösende oder -fördernde Inhaltsstoffe enthalten. Weichspüler sind in der Regel ebenfalls äußerst bedenklich, weshalb man sie – zumindest vorübergehend – lieber weglassen sollte. Dennoch kann es vorkommen, dass man auch auf ein biologisches Waschmittel allergisch reagiert. Dann wechseln Sie bitte die Marke.

2. Die Bioresonanztherapie

Wie funktioniert die Bioresonanztherapie?

Wenn es um die Behandlung von nur wenig Allergien geht, gehört die Bioresonanztherapie, bei der es sich um ein bioelektronisches Therapieverfahren handelt, zu den effektivsten und sanftesten Heilmethoden. Entweder werden durch das Bioresonanzgerät „ungesunde Schwingungen" des Körpers in „gesunde" umgewandelt, wodurch sich die allgemeine Krankheitssituation und damit auch die Allergien bessern können, oder es werden zusätzlich einzelne Allergien therapiert, indem die Allergene in den Schwingungskreis des Gerätes eingebracht werden. Für einige Minuten werden dann die invertierten (umgekehrten) Schwingungen der Allergene auf den Körper übertragen. Durch die Übertragung dieser Gegenschwingungen der Allergene wird das Immunsystem gezielt in die Lage versetzt, die behandelten Allergene wieder normal bekämpfen zu können. Nach nur wenigen Behandlungen mit einer bestimmten Behandlungsmethode, die wir in unserer Praxis anwenden, können die Allergien dadurch völlig verschwunden sein.

Gute Hilfe bei Einzelallergien

Wie ich schon sagte, können alle symptomatischen Heilanwendungen, wozu auch die Bioresonanzmethode gehört, nur denjenigen Menschen dauerhaft helfen, die grundsätzlich nur wenig Allergien haben und eine möglichst intakte Verdauungskraft aufweisen, so dass die Allergien bei ihnen nicht durch eine Eiweißüberlastung des Immunsystems entstanden sind. Werden zusätzlich zu diesen eher symptomatischen Allergietherapien auch die Ursachen, die zu den Allergien geführt haben (Umweltgifte, chemisch-pharmazeutische Medikamente etc.), erkannt und beseitigt, bleibt das Immunsystem in der Regel auch nach der Therapie stabil und die Allergien kommen nicht wieder.

Keine Hilfe für Multiallergiker!

Liegen hingegen mehrere Allergien vor und stehen diese möglicherweise auch mit einer geschwächten Verdauungskraft in Verbindung, wie es immer häufiger der Fall ist, können die eher symptomatischen Maßnahmen zur Stärkung des Immunsystems allerhöchstens eine Linderung der Symptome bewirken. Unser Abwehrsystem besitzt nämlich nur eine ganz bestimmte Gesamtkapazität, die sich nur bis zu einem gewissen Grad stärken lässt. Bildhaft gesprochen wird diese Gesamtabwehrkraft durch die symptomatischen Therapien für eine gewisse Zeit aufgebaut, „aufgeputscht" oder über bestimmte Allergien „geschoben" oder „verschoben". Behandelt man daher einen Multiallergiker mit dem Bioresonanzverfahren, so kommt es relativ häufig vor, dass die therapierten Allergien zwar schwächer werden oder sogar für eine gewisse Zeit verschwinden, dafür jedoch andere, eventuell zuvor behandelte

Allergien wieder stärker hervortreten. In solchen Fällen hat es daher nur wenig Sinn, ausschließlich das Immunsystem zu stärken, damit es besser mit den vielen verschiedenen Fremdeiweißen oder sonstigen Antigenen im Blut umgehen kann. Die einzige erfolgversprechende Lösung ist die Verringerung der belastenden Substanzen im Blut und im gesamten Körper. Sind die Allergien daher durch eine Verdauungsschwäche mitbedingt, können sie nur über den Aufbau der Verdauungskraft und die Entgiftung des Körpers endgültig und dauerhaft ausgeheilt werden.

3. Homöopathie

In der Homöopathie unterscheidet man grundsätzlich symptomatische und konstitutionelle Mittel beziehungsweise Therapiemethoden. Erstere werden vor allem zur Behandlung von akuten Krankheiten eingesetzt und letztere eher bei chronischen Beschwerden. Zur Behandlung von allergischen Erkrankungen können sowohl symptomatische Mittel zur vorübergehenden Linderung der akuten Symptome als auch so genannte Konstitutionsmittel zum Einsatz kommen, welche die Ursachen der Allergien therapieren *(siehe auch „Die homöopathische Aufbau- und Entgiftungstherapie", Seite 133).*

In der klassischen Homöopathie wird zwar versucht, den ganzen Menschen konstitutionell zu behandeln; falls die eingesetzten Mittel den Körper jedoch nicht entgiften und eine möglicherweise geschwächte Verdauungskraft nicht aufbauen, wird man auf einen durchschlagenden oder dauerhaften Erfolg ewig warten müssen!

4. Die Eigenblut- und Eigenharntherapien

Die Heilanwendungen von Eigenblut und Eigenharn stellen im Prinzip unspezifische Reiztherapien dar, wodurch das Immunsystem für eine bestimmte Zeit stimuliert wird, besser mit den Allergenen umgehen zu können. Keine der beiden Therapien hat jedoch eine Wirkung auf die Krankheitsursachen, weshalb sie grundsätzlich nur die Symptome lindern oder bei nicht all zu starken Allergikern die Allergien für eine begrenzte Zeit beseitigen können.

Die Anwendung von Eigenblut

Auch wir führen in unserer Praxis gegebenenfalls Eigenblutbehandlungen zur kurzfristigen Unterstützung der Konstitutionstherapie (Ursachenbehandlung) durch. Dabei werden dem Patienten zirka 2 ml Blut aus der Armvene abgenommen, eventuell mit einem immunstärkenden Mittel vermischt, für wenige Minuten durch leichtes Schütteln hämolysiert (leichter Abbau der roten Blutkörperchen, wodurch diese Methode etwas effektiver wird) und dann in den Gesäßmuskel injiziert. Daneben gibt es auch noch die Möglichkeit, das Blut mit Ozon anzureichern oder mit ultraviolettem Licht zu bestrahlen, was wir jedoch in unserer Praxis nicht anwenden.

Bei Kindern kann ein wenig Eigenblut aus der Fingerbeere oder dem Ohrläppchen abgenommen und homöopathisch aufbereitet werden. Dieses Medikament wird vom Kind in regelmäßigen Abständen eingenommen, wodurch man in nicht allzu starken Krankheitsfällen ebenfalls eine Linderung der Symptome erreichen kann.

Die Anwendung von Eigenurin

Die Anwendungen von Eigenurin sind für den Patienten schon einfacher. Bei allen allergischen Erkrankungen können sie zur Allergieverringerung beitragen.

EMPFEHLUNG: Überwinden Sie den ersten Widerwillen und trinken Sie jeden Morgen nüchtern ein halbes Glas frischen Eigenurin. Sie können auch mit einer kleineren Menge beginnen und diese langsam steigern oder den Urin mit Wasser verdünnen. Nachdem Sie den Urin getrunken haben, sollten Sie etwas frisches Wasser hinterhertrinken. Mehr als ein halbes Glas Urin sollten sie jedoch nicht trinken, da der Reiz sonst zu stark wird und auch das Blut sowie die Darmflora zu sehr belastet werden.

Bei Neurodermitikern kann der Urin auch zur Juckreizlinderung beitragen und die Abheilung der Haut unterstützen, wenn Sie die Haut mit Eigenurin einreiben.

5. Akupunktur

Neben den bereits beschriebenen Therapien können jedoch auch die Körper- und Ohrakupunktur (Nadeln, Laserlicht oder Strom) sowie die Akupressur einen positiven Einfluss auf das allergische Geschehen ausüben. Im Prinzip kann mit diesen Heilmethoden allen Allergikern geholfen werden, insbesondere Asthmatikern und an Heuschnupfen Erkrankten. Der Erfolg ist jedoch vor allem vom Können des Therapeuten beziehungsweise Anwenders abhängig. Außerdem muss man damit rechnen, dass der Erfolg nicht von Dauer ist, da die Akupunktur und Akupressur nur in den seltensten Fällen die Ursachen der Allergien beseitigen. Sie gehören daher, was allergische Erkrankungen anbetrifft, ebenfalls zu den eher symptomatischen Therapien.

6. Kinesiologische Therapien

Eine schnelle und gute Hilfe kann auch durch verschiedene kinesiologische Therapien erreicht werden. Jedoch können weder die psycho-kinesiologischen Verfahren noch das so genannte „Beklopfen" umwelt- oder verdauungskraftbedingte Allergien dauerhaft beseitigen. In der Regel treten die meisten kinesiologisch behandelten Allergien daher nach wenigen Wochen bis Monaten wieder auf, weshalb diese Therapiemethoden zwar eine hervorragende symptomatische Hilfe darstellen, jedoch nur in den seltensten Fällen die wirklichen Ursachen behandeln.

7. Desensibilisierung

Die Desensibilisierung (= Hyposensibilisierung) ist derzeit die einzige schulmedizinische Behandlungsmöglichkeit von Allergien, bei der eine Heilung von Einzelallergien möglich ist. Bei dieser Methode werden stark verdünnte Extrakte der Allergene (z. B. Pollen, Hausstaub, Insektengifte) in langsam steigender Dosierung unter die Haut gespritzt. Dadurch wird das Immunsystem in die Lage versetzt, besser mit den behandelten Allergenen umgehen zu können, so dass die allergischen Antigen-Antikörper-Reaktionen abgeschwächt oder verhindert werden. Um eine Ursachentherapie in dem Sinne, dass die allergieauslösenden Faktoren beseitigt werden, handelt es sich bei dieser Behandlung natürlich ebenfalls nicht, weshalb mögliche Therapieerfolge in den meisten Fällen nur wenige Monate oder Jahre anhalten. Grundsätzlich hat die Desensibilisierung auch nur bei den Allergikern einen Sinn, die vereinzelte Allergien haben. Multiallergikern kann mit dieser Methode nicht geholfen werden.

EMPFEHLUNG: Auch wenn die Desensibilisierungskur bereits vielen Menschen mit vereinzelten Allergien, zum Beispiel gegen eine Hausstaub- oder Bienengiftallergie, geholfen hat, so können dieselben Erfolge auch mit der Bioresonanztherapie erreicht werden. Letztere stellt für mich geradezu das Pendant zur Desensibilisierung aus dem Bereich der Naturheilkunde dar, die nicht nur sanfter, sondern in der Regel auch schneller ist.

8. Phytotherapie

Es gibt eine Menge Pflanzen, die ebenfalls eine mehr oder weniger starke Wirkung auf das Immunsystem ausüben, den Hautstoffwechsel von Neurodermitikern verbessern, Asthma oder Heuschnupfen lindern, eine Wirkung auf den Verdauungstrakt haben oder in der Lage sind, den Körper zumindest teilweise von Umweltgiften zu entgiften. Die Pflanzenheilkunde wird nach meiner Ansicht in den kommenden Jahrzehnten zunehmend an Bedeutung gewinnen. Es muss jedoch noch viel geforscht werden, bis auch solche Pflanzenkombinationen entdeckt worden sind, deren Wirkstoffe und Heilenergien sich derart ergänzen, dass dadurch auch komplexe und schwere Krankheiten heilbar werden.

In der Behandlung von allergischen Erkrankungen stellen die derzeit verfügbaren Pflanzen und Phytotherapeutika meistens nur eine begleitende Therapie dar. Umweltbedingte Allergien können nur dann mit ihnen geheilt werden, wenn sie in der Lage sind, den Körper von allen Umweltgiften und chemisch-pharmazeutischen Medikamenten zu befreien und eine möglicherweise geschwächte Verdauungskraft aufzubauen.

In einer kurzen Auflistung möchte ich auf einige Phytotherapeutika hinweisen, die seit einigen Jahren bei allergischen Erkrankungen zum Einsatz kommen:
- Nachtkerzenöl (z. B. Epogam-Kapseln®) und Borretschöl bei Neurodermitis (z. B. Borretschöl-Kapseln von der Firma Bucopa)
- Bittersüß-Salben bei Neurodermitis (z. B. Cefabene-Salbe®)
- Salben mit einem Extrakt aus der Ballonrebe bei Neurodermitis (z. B. Cardiospermum-Salbe, Cosmochema)
- Sanddorn-Fruchtfleischöl und Sanddorn-Kernöl bei Neurodermitis und Psoriasis (äußerlich) *(weitere Informationen und Bezugsadressen siehe Anhang)*
- Schwarzkümmelöl allgemein bei Allergien
- Essiac und Flor-Essence®, Bärlauch und Koriander zur teilweisen beziehungsweise leichten Entgiftung des Körpers *(siehe hier-*

zu den wichtigen Hinweis auf Seite 140, weitere Informationen und Bezugsadressen siehe Anhang)

9. Psychotherapie und Bachblüten

Der Vollständigkeit halber soll an dieser Stelle auch die Psychotherapie und die Blütentherapie (Bachblüten, Kalifornische Blüten etc.) erwähnt werden, da sie grundsätzlich bei allen Erkrankungen einen positiven Einfluss auf das Gesamtgeschehen und den Heilungsverlauf haben können. Vor allem bei denjenigen allergischen Erkrankungen, bei denen Ängste, Minderwertigkeitskomplexe oder andere seelische Konflikte eine große Rolle spielen, können sie entscheidend zur Linderung oder sogar Heilung der Symptome beitragen. Man sollte jedoch nicht vergessen, dass fast alle Allergien heutzutage umweltbedingt sind und seelische Faktoren bei der Entstehung meistens nur eine sekundäre Rolle spielen.

Ursächliche Allergietherapien

Unter einer ursächlichen Therapie versteht man eine Behandlung der primären Grundstörungen des Körpers oder der Seele, die für die Entstehung einer Krankheit verantwortlich sind. Da den meisten chronischen Krankheiten jedoch ganze Ursachenketten zugrunde liegen oder sie nur dann entstehen, wenn mehrere Krankheitsfaktoren zusammentreffen, kann man solche komplexen Erkrankungen nur heilen, wenn die wirklichen Ursachen behandelt werden.

Mindestens 98 % aller Allergien und Pseudoallergien sowie die Multiple-Chemische-Sensibilität (MCS) haben umweltbedingte Ursachen. Wirklich geheilt werden diese Krankheiten daher nur dann, wenn der Körper entgiftet und eine möglicherweise geschwächte Verdauungskraft reaktiviert wird. Wer das nicht tut und sich ausschließlich symptomatisch therapieren lässt, wird entweder nur teilweise beschwerdefrei oder muss damit rechnen, dass die Beschwerden relativ schnell zurückkehren.

1. Die Heilnahrung nach Müller-Burzler

Fasten reicht heute nicht mehr aus!

Es gibt viele Möglichkeiten, den Körper zu entgiften. Dazu gehören verschiedene Kräutermischungen, das Saunen, sich allgemein gesünder und basischer zu ernähren und vieles mehr. Das Fasten gehört diesbezüglich zweifelsohne zu den besten und wirksamsten Methoden. Aus eigener Erfahrung weiß ich jedoch, dass die meisten Allergiker viele Monate fasten müssten, um einen Großteil der Umweltgifte und Medikamente, die im Körper abgelagert sind, loszuwerden. Das ist natürlich für kaum einen Menschen durchführbar. Fasten Sie hingegen nur zwei bis drei Wochen, bringen Sie anschließend zwar ein paar Pfunde weniger auf die Waage, die vielen Chemikalien und Schwermetalle werden in dieser relativ kurzen Zeit jedoch nur gering mobilisiert. Ganz davon abgesehen nehmen wir in der heutigen Zeit tagtäglich mit jedem Atemzug und mehr oder weniger auch über die Nahrung erneut Umweltgifte auf, so dass man eigentlich in regelmäßigen Abständen fasten müsste, um den erreichten Reinheitsgrad einigermaßen aufrechtzuerhalten.

Die Entdeckung der Heilnahrung

Wir brauchen also eine Methode, mit der wir den Körper einerseits von allen Umweltgiften befreien können und die sich andererseits in den Alltag integrieren lässt. Außerdem muss sie mindestens so stark sein wie das Fasten. Und sie sollte in der Lage sein, eine geschwächte Verdauungskraft wieder aufzubauen, da bei 80 % aller stärkeren Allergiker die Allergien auch mit einer geschwächten Eiweißverdauung in Verbindung stehen. Viele Jahre habe ich nach einer solchen Heilmethode gesucht, nicht um Ihnen heute damit helfen zu können, sondern weil ich selbst ein starker Multiallergiker war und ich weder durch Ärzte noch Heilpraktiker Hilfe erfuhr. Nach zehnjähriger Forschungszeit stieß ich endlich auf eine Ernährungsweise, die an sich uralt ist, jedoch in den letzten Jahrtausenden in Vergessenheit geraten war. Nachdem ich mich mit dieser Methode selbst geheilt hatte, entschied ich mich, mein Wissen und meine Erfahrungen über die Heilkräfte unserer Nahrung in einem Buch („Gesund und Allergiefrei") zu veröffentlichen, damit auch andere Menschen diese Methode nutzen und sich selbst heilen können.

Um was handelt es sich bei der Heilnahrung?

Rohe Früchte, Nüsse und Ölsamen (Mandeln, Haselnüsse, Sonnenblumenkerne, Sesamsamen etc.) sowie das rohe angekeimte

Getreide sind in der Lage, unseren gesamten Körper von allen chemischen Umweltgiften, allen Schwermetallen, wie Quecksilber, Blei oder Kadmium, allen chemisch-pharmazeutischen Medikamenten und Drogen sowie den körpereigenen Stoffwechselschlacken zu befreien. Damit die starken Entgiftungs- und Heilkräfte, die in diesen Lebensmitteln schlummern, jedoch überhaupt erst freigesetzt werden, müssen die Früchte, Nüsse und Samen einerseits auf eine bestimmte Art und Weise kombiniert und andererseits gründlich gekaut werden. Entweder isst man nur eine rohe Nuss- oder Ölsamensorte zusammen mit einer Obstsorte oder angekeimtes Getreide für sich alleine.

Intensive Entgiftung mit der Heilnahrung

Wird die Nahrung so kombiniert und zusätzlich gründlich gekaut, werden im Körper enorme Stoffwechselprozesse in Gang gesetzt. Alle Entgiftungsenzyme und die so genannten Stoffwechselkatalysatoren arbeiten dann um ein Vielfaches stärker als sonst, wodurch das Bindegewebe und alle Organe regelrecht zur Entgiftung angeregt werden, und zwar intensiver als bei jeder mir bekannten anderen Entgiftungstherapie, stärker sogar als beim Fasten. Die Entgiftung ist so stark, dass man am Anfang mit nur kleinen Mengen von 10 bis 30 Gramm Nüssen oder Samen zwei- bis dreimal wöchentlich beginnen sollte.

Aufbau der Verdauungskraft mit der Heilnahrung

Neben der starken Entgiftung ist diese Methode jedoch auch in der Lage, eine geschwächte Verdauungskraft wieder aufzubauen. Dabei reaktivieren rohe Nüsse und Ölsamen die gesamte Eiweiß- und Fettverdauung und das angekeimte Getreide eine geschwächte Kohlenhydratverdauung. Wer daher als Allergiker zusätzlich eine Schwäche der Eiweißverdauung aufweist, kann mit den Nuss/Ölsamen-Frucht-Kombinationen nicht nur seinen Körper entgiften, sondern auch die Verdauungskraft des Magens oder der Bauchspeicheldrüse wieder normalisieren. Bildet dieselbe Person außerdem zu wenig Galle, wird die Gallenbildung in der Leber durch diese Lebensmittelkombinationen ebenfalls reaktiviert.

„Ewig jung" mit der Heilnahrung

Das ist jedoch noch nicht alles, was mit dieser Ernährungsmethode möglich ist. Durch die starke Stoffwechselaktivierung kommt es letztendlich zur Regeneration aller Körperzellen und -funktionen. Man verliert daher im Verlauf der allmählichen Entgiftung des Körpers und Reaktivierung der Verdauungskraft nicht nur seine Allergien, sondern es können auch andere chronische Erkrankungen, wie zum Beispiel Krebs, Rheuma, Arteriosklerose und Bluthochdruck, sämtliche Hormonstörungen, Impotenz und Unfruchtbarkeit, Schilddrüsenunter- oder überfunktionen, Autoimmunerkrankungen bis hin zum Haarausfall, völlig ausheilen. Ein entschlackter, entgifteter Körper sowie ein möglichst hohes Stoffwechselniveau der Körperzellen sind jedoch die wichtigsten Voraussetzungen dafür, dass wir länger jung bleiben und langsamer altern! Möchten Sie diese Therapie- und Ernährungsform näher kennenlernen und bei sich anwenden, finden Sie sie ausführlich in „Auf den Spuren der Methusalem-Ernährung – Gesund und Allergiefrei" beschrieben *(mehr zu diesem Buch im Anhang)*.

Grenzen der Heilnahrung

Reagieren Sie auf die verzehrten Nüsse und Samen allergisch, so wird die Entgiftungs- und Aufbauwirkung dieser Lebensmittel dadurch keineswegs verringert! Sie können die Heilnahrung also auch dann anwenden, wenn Sie allergisch darauf reagieren. Sind die allergischen Reaktionen auf alle Nüsse und Samen hingegen so stark, dass keine Nuss- oder Samensorte übrig bleibt, mit der Sie diese Methode anwenden können, bleiben Ihnen nur zwei Möglichkeiten: Entweder Sie lassen sich zum Beispiel mit der Bioresonanztherapie auf möglichst wenig Allergien behandeln, um dann mit den behandelten Lebensmitteln die Aufbau- und Entgiftungstherapie praktizieren zu können, oder Sie entscheiden sich für die homöopathische Alternative oder die Vitamin-Entgiftung, die ich Ihnen gleich vorstellen werde.

Leider lässt sich die Ernährungstherapie bei Babys und Kindern ebenfalls nicht anwenden, da sie die Nahrung in der Regel nicht lange genug kauen. Zu Breien oder Musen verarbeitete Lebensmittel liefern hierfür keinen Ersatz – es sei denn, sie werden entsprechend lange (vor-)gekaut und eingespeichelt.

2. Die homöopathische Aufbau- und Entgiftungstherapie

Parallel zur Ernährungstherapie habe ich eine homöopathische Therapiemethode entwickelt, die wir in unserer Praxis bei Babys, Kindern und Erwachsenen zur Behandlung von allergischen sowie anderen chronischen und akuten Krankheiten anwenden *(siehe die Fallbeispiele in „Die allergischen Erkrankungen im Einzelnen", Seite 77)*. Im Prinzip bekommen alle unsere Patienten individuell ausgesuchte homöopathische Einzelmittel, mit denen der Körper ebenso entgiftet und regeneriert wird wie mit der Heilnahrung. Das schließt natürlich die Reaktivierung einer möglicherweise geschwächten Verdauungskraft und die Stärkung des Immunsystems mit ein. Daneben können – je nach Krankheitsfall – auch noch andere Heilmittel und Therapien zur Anwendung kommen.

3. Die Vitamin-Entgiftung nach Müller-Burzler

Neben der Heilnahrung oder der homöopathischen Aufbau- und Entgiftungstherapie können Sie Ihren Körper jedoch auch mit der von mir entwickelten Vitamin-Entgiftung hervorragend entgiften. Es handelt sich dabei um eine Kombination der folgenden fünf Vitamine: C, D, E, Carotin und Coenzym Q10 *(Bezugsquellenhinweise im Anhang)*. Nimmt man diese fünf Vitalstoffe gemeinsam in einer leicht erhöhten Dosierung zu sich, wird dadurch ebenfalls der ganze Körper zur Entgiftung angeregt.

Welche Gifte werden durch diese Vitaminkombination mobilisiert?

Erfahrungsgemäß kann der ganze Körper (alle Organe, Gehirn, Knochen, Fettgewebe etc.) mit dieser Methode genauso umfassend entgiftet werden wie mit der Heilnahrung oder der homöopathischen Aufbau- und Entgiftungstherapie. Das betrifft also alle abgelagerten Umweltgifte, wie Schwermetalle (z. B. Quecksilber, Blei und Kadmium), Pestizide, Pyrethroide, Dioxine, Formaldehyd usw., alle chemisch-pharmazeutischen Medikamente oder Drogen, aber auch alle Stoffwechselschlacken, wie Harnsäure und Harnstoff.

Welche Erkrankungen können mit der Vitamin-Entgiftung geheilt werden?

Grundsätzlich können alle Erkrankungen, die durch Ablagerungen von Umweltgiften, chemisch-pharmazeutischen Medikamenten und Stoffwechselschlacken verursacht werden und mit einem geschwächten Immunsystem in Verbindung stehen, durch diese

Vitaminkombination geheilt oder gebessert werden. Das betrifft primär alle allergischen Erkrankungen aber auch viele akute und chronische Krankheiten. – Um jedoch chronische Krankheiten, wie zum Beispiel Arteriosklerose[18] und Bluthochdruck, Rheuma oder Krebs, mit dieser Methode erfolgreich behandeln zu können, müssen in der Therapie auch alle psychischen, physischen und ernährungsbedingten Krankheitsursachen berücksichtigt und beseitigt werden. Erst dann kann diese Methode im Rahmen einer ursächlichen Gesamttherapie zur Heilung von solchen Krankheiten beitragen!

Notwendige Voraussetzungen für die Vitamin-Entgiftung

Die Vitamin-Entgiftung funktioniert nur, wenn ausschließlich natürliche Vitamine, das heißt reine Nahrungsextrakte oder -konzentrate beziehungsweise 100-prozentig pflanzliche oder tierische Nahrungsergänzungsmittel verwendet werden. Bei synthetischen Vitaminen in dieser Kombination konnte ich den Entgiftungseffekt *nicht* beobachten *(siehe hierzu „Natürliche Vitamine auf dem Prüfstand", Seite 155)*!

Des Weiteren müssen alle fünf Vitamine **gleichzeitig** zum Einsatz kommen – **nur dann entsteht der Synergieeffekt**. Am besten nimmt man die Vitamine morgens oder mittags eine viertel bis halbe Stunde vor dem Essen mit etwas Wasser oder Kräutertee ein.

Mögliche Blockaden für die Vitamin-Entgiftung

Diese Methode funktioniert schlechter oder gar nicht, wenn man gleichzeitig **alkoholische Getränke** zu sich nimmt oder wenn zur

---

18 Die Vitamine C und E sind die beiden bedeutendsten antiarteriosklerotisch wirkenden Vitalstoffe, mit denen sich sogar arteriosklerotische Ablagerungen wieder auflösen lassen.

selben Zeit andere **synthetische Vitamine** eingenommen werden. Kleine Mengen Alkohol, zum Beispiel in Form von homöopathischen oder phytotherapeutischen Medikamenten, haben hingegen keinen wesentlichen Einfluss auf die Vitamin-Entgiftung. Aber auch **Mineralstoffpräparate** können eine blockierende Wirkung entfalten, wenn die Mineralien künstlich an chemische Substanzen gebunden sind, wie zum Beispiel beim Magnesiumorotat oder Calciumcitrat. Diese schwächende Wirkung ist jedoch ebenso wie bei den synthetischen Vitaminen von der aufgenommenen Menge abhängig. **Falls Sie daher am selben Tag auch synthetische Vitamine** *(siehe hierzu „Natürliche Vitamine auf dem Prüfstand", Seite 155)* **und Mineralstoffpräparate einnehmen wollen, empfiehlt es sich, diese erst vier bis fünf Stunden nach der Einnahme der Vitaminkombination zu sich zu nehmen. Bis dahin hat die Vitamin-Entgiftung nämlich ihre volle Wirkung entfaltet und klingt bereits wieder ab.**

Eine ebenfalls starke Schwächung der Vitamin-Entgiftung kann von **chemisch-pharmazeutischen Medikamenten** ausgehen. Schmerz- und Betäubungsmittel, Chemotherapeutika und Antibiotika stehen dabei an oberster Stelle. Hormonpräparate, Antihistaminika, Antidiabetika, blutdrucksenkende Mittel oder Betablocker haben hingegen kaum einen Einfluss auf die Intensität der Vitamin-Entgiftung. Je mehr chemisch-pharmazeutische Medikamente jedoch aufgenommen werden, desto größer ist die Gefahr, dass die Vitamin-Entgiftung dadurch abgeschwächt oder sogar blockiert wird. **Grundsätzlich sollten Sie alle lebensnotwendigen Medikamente immer zum vorgeschriebenen Zeitpunkt einnehmen. All jene Medikamente, die Sie hingegen auch vier oder fünf Stunden nach der Einnahme der fünf Entgiftungsvitamine zu sich nehmen können, sollten Sie erst dann einnehmen. Dadurch verringern Sie das Risiko einer zu starken Abschwächung der Vitamin-Entgiftung.**

Alle homöopathischen und phytotherapeutischen Medikamente haben hingegen keine negative Wirkung auf die Vitamin-Entgiftung und können unbedenklich eingenommen werden. Allerdings können sie unter Umständen natürlich ebenfalls den Körper zur Entgiftung anregen, wodurch die Intensität der Entgiftung zunimmt. Achten Sie daher darauf, was Sie einnehmen!

Keine direkte Aktivierung der Verdauungskraft

Ein Nachteil der Vitamin-Entgiftung ist, dass sie im Gegensatz zur Heilnahrung und der homöopathischen Aufbau- und Entgiftungstherapie eine möglicherweise geschwächte Verdauungskraft nicht direkt regeneriert. Allerdings ist es möglich, dass sich die Verdauungskraft infolge der Gesamtentgiftung des Körpers bei einer entsprechend ausgewogenen und lebensenergiereichen Ernährungsweise von selbst normalisiert. Dies ist vor allem bei Kindern möglich *(siehe „Können auch Kinder mit dieser Methode entgiftet werden?", Seite 147)*.

Wer daher trotz gesunder Ernährung unter chronischen Verdauungsbeschwerden, wie Blähungen, weichen Stühlen, Durchfällen, Verstopfung, Magen-Darm-Schmerzen, Darmflorastörungen oder Darmpilzen, leidet, wird in der Regel auch entsprechende Funktionsstörungen des Magens, der Bauchspeicheldrüse oder der Gallenbildung in der Leber aufweisen. Es sei noch einmal daran erinnert, dass bei 80 % aller stärkeren Allergiker die Allergien auch mit einer geschwächten Verdauungskraft in Verbindung stehen *(siehe „Allergien durch Umweltgifte und Medikamente", Seite 23)*. Falls Sie Ihren Körper daher mit dieser Vitaminkombination entgiften möchten, wäre es durchaus ratsam, zusätzlich ein- bis zweimal wöchentlich die Heilnahrung zur Reaktivierung einer möglicherweise geschwächten Verdauungskraft einzusetzen. – Es können also alle beschriebenen Heilmethoden miteinander kombiniert werden! Beachten Sie jedoch, dass zwei oder drei miteinander kombinierte Aufbau- und Entgiftungstherapien auch zu einer verstärkten Entgiftung des Körpers führen. Wenden Sie die einzelnen Methoden dann sicherheitshalber in größeren Abständen an als empfohlen *(siehe auch „Vorsicht vor Entgiftungskrisen", Seite 149)*.

Die Wirkungen der fünf Vitamine im Überblick

Vitamin C:
- Radikalfänger
- Entgiftungsvitamin
- stärkt das Immunsystem, Bindegewebe sowie die Nerven und Muskeln
- wirkt antiarteriosklerotisch
- ist am Knochenaufbau beteiligt
- wichtig für ein gesundes Zahnfleisch
- fördert die Wundheilung

Vitamin E:
- Radikalfänger und Antioxidans
- Entgiftungsvitamin
- wirkt zusammen mit Vitamin C antiarteriosklerotisch
- wirkt auf den Hormonhaushalt und die Zeugungsfähigkeit
- fördert die Zellatmung und Wundheilung
- hält den Körper länger jung

Coenzym Q10:
- wichtig für die Energieerzeugung in allen Körperzellen
- stärkt die Herzfunktionen
- senkt Bluthochdruck
- Radikalfänger
- unentbehrlich bei der Entgiftung des Körpers

Carotin[19]:
- Radikalfänger
- Entgiftungsvitamin

---

19 Carotin gehört zur großen Gruppe der Carotinoide, die ein Sammelbegriff für die gelb-roten Pflanzenfarbstoffe in Gemüsen und Früchten sind. Zur Zeit sind etwa 600 Carotinoide in ihren chemischen Strukturen aufgeklärt. Neben dem Alpha-, Beta- und Gamma-Carotin gibt es somit noch eine Menge weiterer Carotinoide, wie zum Beispiel Lutein, Lycopin (roter Farbstoff in Tomaten), Canthaxanthin und Zeaxanthin.

- stärkt das Immunsystem
- schützt das Erbmaterial und die Körperzellen vor Mutationen sowie vorzeitiger Alterung und Zerstörung, insbesondere vor zellschädigender UV-Strahlung im Bereich der Haut
- Beta-Carotin und ca. 50 weitere Carotinoide können im Körper zu Vitamin A umgewandelt werden, das als wichtigstes „Augen-Vitamin" bekannt ist
- Vitamin A stärkt außerdem das Immunsystem, insbesondere die Thymusdrüse, ist am Knochenwachstum beteiligt, ist unentbehrlich für die Bildung der weiblichen Sexualhormone, der männlichen Spermien und für gesunde Haut- und Schleimhautfunktionen

Vitamin D:
- erhöht die Kalzium- und Phosphorresorption im Darm
- unentbehrlich für den Knochenaufbau
- stärkt das Immunsystem und die Nervenfunktionen
- unterstützt die Wirkung der anderen Entgiftungsvitamine

Weitere Entgiftungsvitamine

Neben diesen fünf angegebenen Vitaminen zur Entgiftung des Körpers gibt es noch eine Menge weiterer Vitamine und Mineralstoffe, die ebenfalls an den Entgiftungsvorgängen im Körper beteiligt sind. Dazu gehört vor allem das Vitamin B3 (Niacin), das in größeren Mengen derzeit jedoch ausschließlich in synthetischer Form angeboten wird. Da ich synthetische B-Vitamine nur in Ausnahmesituationen empfehle oder verordne und ansonsten allen synthetischen Vitaminen aus verschiedenen Gründen, die ich

Wichtiger Hinweis:

Bitte beachten Sie, dass die Vitamin-Entgiftung weder von schwangeren und stillenden Frauen angewandt werden darf noch von Personen praktiziert werden sollte, die kranke Leber- oder Nierenfunktionen aufweisen. Diese Empfehlung bezieht sich natürlich ebenso auf alle anderen Therapien – zum Beispiel mit Carbonylgruppen comp. – Ampullen (SSR) *(siehe Seite 117)*, Essiac oder Flor-Essence® *(siehe Seite 171)* – und Ernährungsweisen, die eine entschlackende oder entgiftende Wirkung haben.

Da alle Gifte und Schlacken über die Plazenta und die Muttermilch in den Embryo/Fötus beziehungsweise das Baby gelangen können, sollte jede zusätzliche Entgiftung des Körpers einer schwangeren oder stillenden Frau möglichst vermieden werden.

Grundsätzlich sollten Sie die Vitamin-Entgiftung auch nur dann anwenden, wenn Ihre Leber und Nieren relativ gesund sind. Leiden Sie hingegen an einer akuten oder chronischen Leber- oder Nierenkrankheit oder weist eines dieser Organe eine Ihnen bekannte Funktionsschwäche auf, sollten Sie die Vitamin-Entgiftung auf keinen Fall praktizieren. Leider finden sich diese Leber- und Nierenstörungen heutzutage immer häufiger. Sie entstehen vor allem infolge einer jahrelangen Zivilisationsernährung, des regelmäßigen Alkoholkonsums, der Umweltgifte oder einer Belastung oder Schädigung durch chemisch-pharmazeutische Medikamente. Daneben können bei ihrer Entstehung natürlich auch psychische Faktoren eine Rolle spielen. Liegt bei Ihnen daher eine bekannte Schwäche eines dieser Organe vor oder fehlt Ihnen möglicherweise eine Niere, dann sollten Sie sich in die Hände eines erfahrenen Therapeuten begeben, der Ihnen bei der Stärkung und Regeneration dieser Organe hilft oder Sie auf diesem Heilungsweg begleitet.

Außerdem sollte diese Methode niemals angewandt werden, wenn man akut erkrankt ist. Das betrifft alle Infektionskrankheiten und akuten Organerkrankungen sowie alle akuten Verlaufsformen von chronischen Krankheiten, wie zum Beispiel ein akuter Rheumaschub oder Gichtanfall.

ausführlich in „Auf den Spuren der Methusalem-Ernährung – Gesund und Allergiefrei" beschrieben habe, eher ablehnend gegenüberstehe, kann ich Ihnen das Vitamin B3 und andere synthetische B-Vitamine zur Entgiftung nicht empfehlen. Sie sind auch nicht notwendig, da die beschriebene Vitaminkombination bereits eine hervorragende Entgiftungswirkung hat.

Die Anwendung der Vitamin-Entgiftung

Bevor Sie diese Entgiftungsmethode anwenden, bedenken Sie bitte, dass der Körper bereits beim Fasten und bei jeder Ernährungsverbesserung (basischere Nahrung, Vermeidung von raffiniertem Zucker und Alkohol, harmonischer kombinierte Lebensmittel etc.), bei körperlichen Anstrengungen und Sport sowie bei längerem Hitzeeinfluss (Saunen, hochsommerliche Temperaturen), aber auch bei jeder Verbesserung der Luftqualität (Urlaub in den Bergen oder am Meer) zu entgiften beginnt, weshalb Sie diese Faktoren bei jeder Entgiftungstherapie unbedingt berücksichtigen müssen!

Da die Entgiftung mit diesen fünf Vitaminen ausgesprochen stark sein kann, sollten Sie sich erst einmal vorsichtig an diese Methode herantasten. Wenden Sie sie daher anfangs nur alle drei bis vier Tage an und nehmen Sie als Erwachsener oder Jugendlicher mit einem Körpergewicht von 40 bis 80 kg *nicht mehr* als folgende Vitaminmengen *pro Gabe* ein:

- **500 mg natürliches Vitamin C** als Extrakt aus Acerolakirschen, Camu-Camu-Beeren oder anderen Vitamin-C-reichen Lebensmitteln
- **200 I.E. natürliches Vitamin E** (= 135 mg), das zumeist aus Sojaöl extrahiert wird
- **30 mg Coenzym Q10** (ist derzeit immer natürlich)
- **400 I.E. natürliches Vitamin D** (= 10 μg) aus Fischleberöl[20]

---

20 Alle Kapseln mit natürlichem Vitamin D aus Fischleberöl enthalten in der Regel immer auch eine geringe Menge an natürlichem Vitamin A, was für diese Entgiftungsmethode jedoch ohne Bedeutung ist!

- ca. 1 bis 2 mg Carotin, das entspricht:
  1 bis 2 Tabletten Spirulina-Mikroalgen à 400 bis 500 mg
  oder 1 Esslöffel Sanddornsaft (1 Esslöffel = 10 ml)
  oder 20 bis 30 ml Karottensaft[21]
  oder 3 bis 4 (= 20 bis 30 g) getrocknete Aprikosen

I.E./ I.U.(engl.) = Internationale Einheit
1 mg (Milligramm) = ein tausendstel g (Gramm)
1 µg (Mikrogramm) = ein tausendstel mg

Bezugsquellen für Vitaminpräparate, Spirulinaalgen und Sanddornsaft finden Sie in der Adressenliste *(siehe Anhang)*.

Nehmen Sie die Vitaminpräparate beziehungsweise carotinreichen Lebensmittel am besten früh morgens oder mittags eine viertel bis halbe Stunde vor den Mahlzeiten mit ein wenig Wasser oder Kräutertee zu sich. Um die Resorption der fettlöslichen Vitamine D und E sowie der Carotinoide im Darm zu erhöhen, können Sie zusätzlich ein bis zwei Teelöffel pflanzliches, möglichst kaltgepresstes Öl einnehmen[22]. Bedenken Sie jedoch, dass dadurch auch die Intensität der Vitamin-Entgiftung zunimmt. Kapseln können auch im Mund zerdrückt werden, so dass Sie nur den Inhalt hinunterschlucken und die Kapseln selbst wegwerfen.

---

21 Da die Kombination von Gemüse mit sauren Früchten starke Magen-Darm-Beschwerden hervorrufen kann *(siehe „Allergien durch Kombinationsfehler", Seite 60)*, sollten Sie nicht mehr als 20 bis 30 ml Karottensaft mit den fruchtsäurereichen Acerolaprodukten in der Vitamin-Entgiftung kombinieren. Besser ist es daher, den Karottensaft in einem halbstündigen Abstand zu den Acerolaprodukten zu trinken. Sanddornsaft oder Aprikosen vertragen sich hingegen hervorragend mit Acerolaprodukten *(siehe auch „Spirulina und Karotten – die besten Carotin-Quellen, Seite 151)*.

22 Unter Anwesenheit von Ölen oder Fetten erhöht sich die Resorption von Carotinoiden im Darm um das Zweieinhalbfache.

Das Ziel dieser Therapie ist es, den Körper nach und nach so weit zu entgiften, dass umweltbedingte Krankheiten und Symptome dadurch verschwinden. Da jedoch die meisten Menschen in den Industrieländern bereits massiv mit Umweltgiften und chemisch-pharmazeutischen Medikamenten oder auch Drogen belastet sind, muss jede Entgiftungstherapie ausgesprochen vorsichtig begonnen werden. Die Entgiftung darf auf keinen Fall so stark sein, dass man durch eine übermäßige Belastung des Blutes mit Giften und Schlacken krank wird und seinen täglichen Aufgaben und Verpflichtungen nicht mehr nachkommen kann. Geringfügige Stimmungsschwankungen oder ein vorübergehender leichter Kopfdruck aufgrund der im Blut kreisenden Gifte können hingegen anfangs als normal angesehen werden. Allerdings sollten diese Symptome nach einigen Stunden, spätestens jedoch am nächsten Tag wieder völlig verschwunden sein. Anderenfalls ist die Intensität der Entgiftung zu stark und die Vitaminmenge muss reduziert werden.

Zur Unterstützung der Nieren bei der Ausscheidung der gelösten Gifte und Schlacken sollten Sie darauf achten, dass Sie mindestens 1,5 bis 2 Liter Wasser oder Kräutertee täglich zu sich nehmen. Besonders gut eignen sich dafür Brennnessel- oder Zinnkrauttee. Lassen Sie den Zinnkrauttee jedoch nicht länger als drei bis vier Minuten ziehen, da er sonst zu stark wird. Die Qualität des Wassers sollte natürlich möglichst gut sein. Entscheidend ist jedoch, dass Sie überhaupt genügend Flüssigkeit aufnehmen.

Möchten Sie diese Methode abschwächen, genügt es in der Regel, die Vitamin-C-Menge auf 300 bis 400 mg zu reduzieren und nur eine Spirulinatablette einzunehmen beziehungsweise von den carotinreichen Lebensmitteln etwas weniger zu verzehren. Eine weitere Abschwächung erfährt diese Methode durch die Reduktion von Vitamin E, Coenzym Q10 und Vitamin D. Nimmt man als Erwachsener oder Jugendlicher mit einem Körpergewicht von mehr als 40 kg hingegen weniger als 250 mg Vitamin C und nur die Hälfte der empfohlenen Mengen von Vitamin E, Coenzym

Q10 und Vitamin D ein, findet keine oder kaum noch eine Entgiftung statt.

Wollen Sie die Entgiftungswirkung hingegen erhöhen, steigern Sie die Vitamin-C-Menge stufenweise um 100 mg, bis Sie maximal 1000 mg erreicht haben, und nehmen zwei bis höchstens fünf Spirulinatabletten ein oder trinken zum Beispiel 20 bis 30 ml (= 2 bis 3 Esslöffel) Sanddornsaft. Aber Vorsicht! Nur 100 bis 200 mg Vitamin C mehr und insgesamt zwei bis vier Spirulinatabletten können in dieser Vitaminkombination bereits starke Entgiftungsreaktionen hervorrufen *(siehe „Vorsicht vor Entgiftungskrisen!")*.

Da die Entgiftungswirkung dieser Methode sowohl von der Menge der Vitamine als auch vom Körpergewicht abhängt, können Sie als **Erwachsener/Jugendlicher mit einem Gewicht von über 80 kg** die Entgiftungswirkung steigern, indem Sie die Vitamin-C- und Carotin-Mengen leicht erhöhen. Mehr als 200 I.E. Vitamin E, 30 mg Coenzym Q10 und 400 I.E. Vitamin D benötigen Sie hingegen nicht.

Warnung vor Überdosierungen

Grundsätzlich empfehle ich, nicht mehr als 400 I.E. (= 270 mg) Vitamin E und 1000 I.E. (= 25 µg) Vitamin D täglich einzunehmen, da diese Vitamine in höheren Dosierungen auch negative Nebenwirkungen haben können. Das betrifft ganz besonders Menschen, die unter Diabetes mellitus, Schilddrüsenüberfunktion, Herzerkrankungen und Bluthochdruck leiden.

Beim Vitamin C können erfahrungsgemäß mehr als 1000 mg (= 1 Gramm) auf einmal eingenommen die Ausscheidungsfunktion der Nieren schwächen und auch zu Nierenschmerzen führen. Über den Tag verteilt werden hingegen auch noch größere Mengen in der Regel problemlos vertragen, zum Beispiel zwei bis drei Gaben à 500 bis 1000 mg Vitamin C zur Immunstärkung bei Erkältungen und grippalen Infekten oder bei der Lebertherapie *(siehe „Vorsicht vor Entgiftungskrisen", Seite 149)*.

Was das Coenzym Q10 und die Carotinoide anbetrifft, so sind auch bei hohen Dosen bis heute keine Nebenwirkungen bekannt, sofern kein synthetisches Beta-Carotin[23] und ausschließlich natürliches Coenzym Q10 und natürliche Carotinoide beziehungsweise carotinreiche Lebensmittel aufgenommen werden.

Wie lange sollte die Vitamin-Entgiftung angewandt werden?

Grundsätzlich können Sie diese Vitaminkombination so oft und so lange anwenden wie Sie möchten – höchstens jedoch einmal täglich. Um damit aber auch Allergien erfolgreich zu behandeln, sollte man die Vitamine mindestens alle drei bis vier Tage in der Dosierung einnehmen, wie sie gut vertragen werden. Bei leichten allergischen Erkrankungen können dann bereits nach einigen Wochen bis Monaten die ersten Besserungen beobachtet werden. Sind die allergischen Reaktionen schließlich ganz verschwunden, sollten Sie die Therapie unbedingt fortsetzen, um den Körper weiter zu entgiften und das Immunsystem dadurch zu stabilisieren.

Bedenken Sie bitte, dass Allergien immer erst dann entstehen, wenn „das Fass überläuft". Sobald das Überlaufen gestoppt wird, hören die allergischen Beschwerden auf. Das Fass ist dann jedoch noch randvoll und es braucht nicht viel, bis es erneut überläuft! Um das Fass vollständig zu leeren, müssten die meisten Menschen in den Industrieländern ihren Körper in der Regel mehrere Jahre lang entgiften. Ein mit Umweltgiften völlig unbelasteter Mensch kann sich daher viele Jahre den Umweltgiften aussetzen, ohne Allergien zu bekommen. In dieser Zeit „füllt sich jedoch

---

23 In zwei großangelegten Studien kam man sowohl in den USA als auch in Finnland zu demselben „überraschenden" Ergebnis: Bei Rauchern erhöht sich die Häufigkeit von Lungenkrebs um bis zu 28 %, wenn diese über einen längeren Zeitraum von mehreren Jahren täglich 20 bis 30 mg *synthetisches* Beta-Carotin einnehmen.

das Fass allmählich, bis es eines Tages voll ist". Läuft es über, beginnen auch bei ihm die umweltbedingten Erkrankungen. *(Siehe „Umweltgifte: Hauptursache für Allergien", Seite 16, und „Allergien durch Umweltgifte und Medikamente", Seite 23.)*

Solange wir daher weiterhin den Umweltgiften ausgesetzt sind, sollten Sie sich regelmäßig entgiften. Nur so können Sie dauerhaft allergiefrei bleiben und beugen außerdem der Entstehung von Krebs und anderen umweltbedingten Krankheiten vor. Je intensiver Sie Ihr „persönliches Fass leeren" und je gesünder Sie sich ernähren, umso gesünder und widerstandskräftiger werden Sie sein. Es sei noch einmal daran erinnert, dass Sie Ihren Körper neben der etwas kostenintensiveren Vitamin-Entgiftung mindestens ebenso gut mit der Heilnahrung oder der homöopathischen Variante entgiften können. Außerdem lassen sich, wie gesagt, alle Entgiftungsmethoden miteinander kombinieren.

Was tun bei Unverträglichkeiten?

Leider kann nicht jeder Mensch diese Entgiftungsmethode praktizieren, da besonders Allergiker auf die Vitaminpräparate allergisch reagieren können und einzelne Vitamine oder Vitaminpräparate auch andere körperliche Beschwerden hervorrufen können, was jedoch bei diesen normalen bis leicht erhöhten Dosierungen relativ selten vorkommt.

Zur Orientierung: Nur die beiden Vitamine C und E werden bei der Vitamin-Entgiftung in erhöhter Menge zugeführt, da sonst keine Entgiftung stattfinden würde. Nach der Deutschen Gesellschaft für Ernährung (DGE) liegt der Tagesbedarf von Vitamin C für Erwachsene bei 75 mg und von Vitamin E bei 12 mg. Die Mengen der anderen Vitamine entsprechen weitgehend den empfohlenen Richtwerten beziehungsweise sind relativ niedrig dosiert.

Falls Sie daher auf die Vitaminkombination zum Beispiel mit einem leichten Kopfdruck oder mit Kopfschmerzen reagieren, ist es wichtig herauszufinden, ob diese Reaktion durch die sich im Blut befindenden Gifte und Schlacken hervorgerufen oder zum Beispiel vom Vitamin D ausgelöst wird. Zur Überprüfung der Verträglichkeit der einzelnen Vitaminpräparate nehmen Sie bitte an verschiedenen Tagen jedes Präparat *einzeln* ein. Treten nach der Einnahme bei keinem der Präparate Beschwerden auf, wissen Sie, dass die Kopfschmerzen von der Entgiftung verursacht wurden. In dem Fall reduzieren Sie bitte die Vitamin-C- und Carotinmenge soweit, bis Sie keine Beeinträchtigung mehr durch die Vitamin-Entgiftung erfahren *(siehe „Die Anwendung der Vitamin-Entgiftung", Seite 141).*

Reagieren Sie hingegen auf einzelne Vitaminpräparate allergisch oder mit irgendwelchen anderen körperlichen Symptomen, empfehle ich Ihnen, Ersatzprodukte von anderen Firmen auszuprobieren beziehungsweise auf andere Vitaminquellen umzusteigen. Bezüglich des Carotins können Sie anstelle der Spirulinaalge auch die Chlorellaalge einnehmen, Karotten- oder Sanddornsaft trinken oder Aprikosen essen *(siehe: „Spirulina und Karotten – die besten Carotin-Quellen", Seite 151, und „Carotinreiche Lebensmittel im Vergleich", Seite 152).* Vertragen Sie keine Acerolaprodukte, bietet sich das Camu-Camu-Pulver an, das zwar mindestens doppelt so teuer ist wie die Acerolaprodukte, jedoch von den meisten Allergikern hervorragend vertragen wird *(siehe „Camu-Camu: Die Alternative zur Acerolakirsche", Seite 155).* Finden Sie dennoch keine Kombination, die Sie vertragen, können Sie Ihren Körper ebenso gut mit der Heilnahrung oder der homöopathischen Aufbau- und Entgiftungstherapie entgiften und heilen *(siehe „Die Heilnahrung nach Müller-Burzler", Seite 129, und „Die homöopathische Aufbau- und Entgiftungstherapie", Seite 133).*

Können auch Kinder mit dieser Methode entgiftet werden?

Bei Kindern kann die Vitamin-Entgiftung natürlich ebenso eingesetzt werden wie bei Erwachsenen und Jugendlichen. Allerdings müssen die Vitaminmengen dem Körpergewicht angepasst wer-

den. Kinder und Personen mit einem Gewicht von 15 bis 40 kg sollten daher nur die Hälfte der für Erwachsene und Jugendliche angegebenen Vitaminmengen einnehmen. Das wären dann:
- 250 mg Vitamin C
- 100 I.E. Vitamin E (= 67,5 mg)
- 15 bis 30 mg Coenzym Q10
- 200 I.E. Vitamin D (= 5 µg)
- ca. 1 bis 2 mg Carotin, das entspricht z. B. 1 Tablette Spirulina-Mikroalge á 400 bis 500 mg oder maximal 20 ml Karottensaft

Kapseln mit den doppelten Vitaminmengen, wie sie fast ausschließlich im Handel erhältlich sind, können angeschnitten oder -gestochen und zur Hälfte ausgedrückt werden. Die Reste können Sie in einem kleinen, luftdichten und möglichst lichtundurchlässigen Gefäß für die nächste Gabe aufheben. Dadurch wird verhindert, dass das Vitamin E und möglicherweise auch das Coenzym Q10 durch den Sauerstoffangriff und das Licht teilweise zerstört werden.

Bei allergischen Babys kann diese Methode zwar auch angewandt werden, die Durchführung ist bei ihnen jedoch vor allem deshalb komplizierter, da alle Präparate zuvor aufgelöst werden müssen und die Mischung auch nicht gerade angenehm schmeckt. **Die Vitaminmenge sollte bei Kindern unter 15 kg nicht mehr als nur ein Achtel bis Viertel der Erwachsenendosis betragen. Außerdem sollte jede Entgiftungstherapie bei Babys nur unter fachkundiger Aufsicht durchgeführt werden!**

Da alle Kinder wegen des Wachstums eine relativ gute Regenerationsfähigkeit der Verdauungsorgane haben, kann es bei ihnen infolge der Körperentgiftung deutlich schneller zur Normalisierung einer möglicherweise geschwächten Verdauungskraft kommen als bei Erwachsenen – vorausgesetzt sie werden ausgewogen und vollwertig ernährt. Wie Sie Ihre Kinder – mit oder ohne Fleisch – gesund ernähren und worauf Sie vor allem als Vegetarier achten sollten, habe ich ausführlich in „Auf den Spuren der Methusalem-Ernährung – Gesund und Allergiefrei" beschrieben.

Vorsicht vor Entgiftungskrisen!

Die beschriebene Vitaminkombination kann den Körper bei zu hoher Dosierung oder zu häufiger Anwendung entweder von Anfang an oder erst mit der Zeit so stark entgiften, dass Sie beginnen, sich unwohl zu fühlen oder regelrecht krank werden. Die ersten Symptome einer zu starken Entgiftung können sein:

- vorübergehende Verstärkung von allergischen Reaktionen und anderen Krankheitssymptomen
- Kopfdruck bis Kopfschmerzen, Migräne
- verstärkte Verschleimung der Atemwege
- Gereiztheit, innere Unruhe
- verstärkte Müdigkeit
- Schlaflosigkeit oder verstärktes Schlafbedürfnis
- Konzentrationsschwäche und Lustlosigkeit
- Übelkeit, Appetitlosigkeit
- verstärkte Blähungen
- weiche Stühle bis Durchfälle
- Kreislaufbeschwerden
- stärkere Körperausdünstungen, vermehrter Schweißgeruch
- verstärkter Mundgeruch und Zungenbelag
- unreine Haut, vermehrte Pickelbildung
- Nacken- und Rückenverspannungen
- rheumaähnliche Muskel- und Gelenkbeschwerden
- Lymphknotenschwellungen u. a.

Falls sich durch diese Entgiftungstherapie daher Ihr Allgemeinbefinden verschlechtert und sich körperliche oder seelische Beschwerden einstellen oder verschlimmern, sollten Sie die Therapie sofort unterbrechen oder die Mengen der Vitamine soweit reduzieren, dass die Beschwerden ausbleiben. Andererseits können Sie die Abstände der Entgiftungsimpulse natürlich auch beliebig vergrößern.

Bei allen stärkeren oder länger anhaltenden Entgiftungsphasen sollten Sie das natürliche Vitamin C hingegen weiterhin einnehmen, da es die Leber in der Ausscheidung der aus dem Bindegewebe gelösten Gifte und Schlacken stark unterstützt. Zur Unterstützung der Leberfunktion können Sie die Vitamin-C-Menge sogar völlig unbedenklich auf über zwei Gramm täglich erhöhen, wenn Sie diese Menge auf mehrere Gaben verteilen. Für sich alleine eingenommen entgiftet es den Körper nämlich nur unwesentlich. Vergessen Sie bitte nicht, mindestens 1,5 bis 2 Liter Flüssigkeit (Wasser oder Kräutertee) pro Tag aufzunehmen, da viele Gifte und Schlacken wasserlöslich sind und über die Nieren ausgeschieden werden.

EMPFEHLUNG: Zur Unterstützung der Leberausscheidung während einer möglicherweise länger andauernden Entgiftungsphase kann man neben dem Vitamin C auch die Vitamine B1 und B6 sowie Zink einnehmen. Leider gibt es die B-Vitamine in den notwendigen Mengen, wie sie bei einer stärkeren Entgiftungsphase in der Leber verbraucht werden, derzeit nur in synthetischer Form. In einer solchen Ausnahmesituation können sie dennoch hervorragende Dienste leisten. Die folgende Empfehlung betrifft auch schwangere Frauen, wenn sie aufgrund der Schwangerschaftsentgiftung einen Leberstau mit Übelkeit, Erbrechen und anderen Befindlichkeitsstörungen aufweisen *(siehe „Die Entstehung von Allergien bei Babys und Kleinkindern", Seite 36):*

– **1000 bis 2000 mg möglichst natürliches Vitamin C**
  (in zwei bis vier Gaben über den Tag verteilt)
– **jeweils 10 bis 20 mg Vitamin B1 und B6**
  (morgens und abends jeweils die Hälfte)
– **20 bis 30 mg Zink** (einmalig pro Tag)

Da einzelne B-Vitamine am besten im Verbund mit den anderen wichtigen B-Vitaminen wirken, empfehle ich grundsätzlich einen Vitamin-B-Komplex. Der Urin verfärbt sich durch die B-Vitamine immer ein wenig gelb! Bezugsquellen für die Vitamine und das Zink finden Sie in der Adressenliste *(siehe Anhang).*

Geht es Ihnen mit dieser Vitamintherapie nicht deutlich besser, können Sie zusätzlich auch pflanzliche Präparate, zum Beispiel aus der Mariendistel oder den Artischocken, einnehmen oder Sie unterstützen die Leber mit einem homöopathischen Mittel. Das stärkste mir bekannte homöopathische Mittel, das die Leber in der Ausleitung von Giften und Schlacken unterstützt und bei allen Menschen gleich intensiv wirkt (es untersteht nicht den homöopathischen Individualitätsgesetzen!), ist das Tote-Meer-Salz in der D33 *(ausführlich beschrieben in „Auf den Spuren der Methusalem-Ernährung – Gesund und Allergiefrei", Kapitel 20, weitere Informationen zur Lebertherapie erhalten Sie auch in der FAQ-Liste sowie im Forum unserer Homepage unter www.mueller-burzler.de).*

Spirulina und Karotten – die besten Carotin-Quellen

Es gibt zwar bereits einige Präparate mit natürlichen Carotinoiden im Handel, dennoch empfehle ich Ihnen für die Vitamin-Entgiftung die ausgesprochen carotinreiche Mikroalge Spirulina, die in der Regel von den meisten Allergikern gut vertragen wird. In nur fünf Tabletten Spirulina, was einem gestrichenen Kaffeelöffel Spirulinapulver entspricht, sind ebenso viele Carotinoide enthalten wie in 30 ml Sanddornsaft, 100 ml Karottensaft oder 100 Gramm getrockneten Aprikosen. Aber auch die Mikroalge Chlorella ist ausgesprochen carotinreich. Sie enthält jedoch nur ein Drittel so viele Carotinoide wie Spirulina, weshalb sich diese für die Vitamin-Entgiftung besser eignet. Wollen Sie die Therapie dennoch mit der Chlorellaalge machen, nehmen Sie einfach dreimal so viele Chlorella- wie Spirulinatabletten ein.

Natürlich können Sie anstelle der Algen auch Karottensaft[24] trinken, falls Sie diesen vertragen und nicht allergisch darauf reagieren. Der Möhrensaft kann roh aber auch pasteurisiert sein. Da

---

24 Die Verfügbarkeit der Carotinoide aus Karottensaft ist wesentlich höher als aus rohen Möhren, da diese größtenteils in den unverdaulichen zellulosehaltigen Zellen vorliegen.

jedoch die Kombination von Gemüse und deren Säften mit sauren Früchten starke Magen-Darm-Beschwerden hervorrufen kann *(siehe „Allergien durch Kombinationsfehler", Seite 60),* sollten Sie nicht mehr als 20 bis 30 ml Karottensaft mit den fruchtsäurereichen Acerolaprodukten in der Vitamin-Entgiftung kombinieren. Besser ist es grundsätzlich, den Karottensaft in einem halbstündigen Abstand zu den Acerolaprodukten zu trinken – zum Beispiel direkt vor dem Frühstück, das aus Brot oder einem Getreidemüsli besteht, wenn Sie eine halbe Stunde zuvor Ihr Acerolaprodukt mit den anderen Entgiftungsvitaminen eingenommen haben.

Hervorragend vertragen sich hingegen Sanddornsaft und Aprikosen mit den Produkten aus der Acerolakirsche. Falls Sie daher weder die Algen noch Karotten vertragen, können Sie für die Vitamin-Entgiftung ebenso gut Sanddornsaft *(Bezugsquellenhinweis finden Sie im Anhang)* oder Aprikosen verwenden. Bedenken Sie jedoch, dass Sanddornsaft auch reich an Vitamin C ist, was für die Entgiftungstherapie unbedingt berücksichtigt werden sollte. 100 ml enthalten 450 bis 900 mg von diesem Vitamin. Getrocknete süße oder saure Aprikosen sollten vor dem Verzehr in Wasser eingeweicht und auf jeden Fall gründlich gekaut werden. Dadurch nimmt nicht nur die Verfügbarkeit der Carotinoide zu, sondern sie führen so auch weniger zu Blähungen, was bei diesen Früchten leider häufig vorkommt.

Carotinreiche Lebensmittel im Vergleich

2 Gramm Spirulina enthalten 6,7 mg Carotinoide, davon bis zu 3,6 mg Beta-Carotin[25]
2 Gramm Spirulina = 5 Tabletten Spirulina à 400 mg[25]
= 1 gestrichener Kaffeelöffel Spirulinapulver[25]

---

25 Diese Analyseergebnisse bzw. Gewichtsangaben beziehen sich auf die Spirulina- und Chlorellaalgen, die von der Firma Sanatur, Singen, vertrieben werden *(siehe Quellenverzeichnis).*

2 Gramm Chlorella enthalten 2,4 mg Carotinoide[25]
100 ml Sanddornsaft enthalten ca. 20 mg Carotinoide, davon bis zu 12 mg Beta-Carotin[26]
100 ml Karottensaft enthalten durchschnittlich 6 mg Carotin[26]
100 Gramm getrocknete Aprikosen enthalten ungefähr 6 mg Carotin[26]
100 Gramm frische Aprikosen enthalten ungefähr 1,5 mg Carotin[26]
100 Gramm Grünkohl und Spinat enthalten zirka 4 mg Carotin[26]

Die Nachteile von Vitamin A für die Vitamin-Entgiftung

Man könnte für die Vitamin-Entgiftung anstelle des Carotins zwar auch natürliches Vitamin A aus Fischleberöl verwenden, jedoch hat diese Variante zwei Nachteile: Zum einen ist die Wirkung von natürlichem Vitamin A als Entgiftungsvitamin deutlich schwächer als die von natürlichem Carotin. Zum anderen kann Vitamin A in höheren Dosierungen auch negative Nebenwirkungen haben. Natürliche Carotinoide, von denen zum Beispiel das Beta-Carotin ein Provitamin A darstellt, sind hingegen auch in größeren Mengen völlig unschädlich. So können nach neuesten Ergebnissen eines schwedischen Forscherteams bereits mehr als 1,5 mg (=5000 I.E.) Vitamin A pro Tag bei längerer Einnahme den Knochenabbau (Osteoporose) begünstigen. Dieses Risiko soll bei Frauen nach den Wechseljahren besonders groß sein. Andererseits ist bekannt, dass sehr große Mengen Vitamin A, die unmittelbar vor und während der Schwangerschaft eingenommen werden, zu Missbildungen bei Neugeborenen führen können. Frauen mit Kinderwunsch und Schwangere sollten daher keinesfalls mehr als 3 mg (= 10.000 I.E.) Vitamin A pro Tag einnehmen. Der Tagesbedarf von Vitamin A

---

26 Bei diesen Angaben handelt es sich um Mittelwerte, da die Carotinkonzentrationen in allen Lebensmitteln größeren Schwankungen unterliegen.

für Erwachsene liegt nach der Deutschen Gesellschaft für Ernährung bei ungefähr 1 mg. Dieser kann jedoch ebenso gut mit pflanzlichen Carotinoiden abgedeckt werden, aus denen der Körper dann selber Vitamin A herstellt.

Für die Vitamin-Entgiftung verwenden Sie daher bitte ausschließlich die natürlichen Vitamin-D-Präparate aus Fischleberöl, die in der Regel noch geringe Vitamin-A-Mengen enthalten, was jedoch für die Entgiftungstherapie ohne Bedeutung ist. Die von einigen Firmen ebenfalls angebotenen Kombipräparate mit zumeist 400 I.E. natürlichem Vitamin D und 10.000 I.E. natürlichem Vitamin A aus Fischleberöl eignen sich für die Vitamin-Entgiftung daher weniger gut.

Einnahmeregel für Acerolaprodukte

Da alle Extrakte aus Acerolakirschen nicht nur reich an natürlichem Vitamin C sind, sondern auch relativ viele Fruchtsäuren enthalten, sollten Sie die Acerolapräparate (Taler, Tabletten, Pulver, Saft) nie zu oder direkt nach einer Mahlzeit einnehmen, die Getreide oder Gemüse enthält. Diese Empfehlung betrifft natürlich ebenso den extrem sauren Sanddornsaft. Wie ich bereits unter „Allergien durch Kombinationsfehler" auf Seite 61 beschrieben habe, können saure Früchte zusammen mit Getreide, Kartoffeln oder Gemüse Darmflorastörungen verursachen. Nehmen Sie die Präparate beziehungsweise den Sanddornsaft daher ***mindestens*** eine Viertelstunde vor den Mahlzeiten ein und trinken etwas Wasser dazu. Dann wird es keine Probleme geben *(siehe „Die Anwendung der Vitamin-Entgiftung", Seite 141)*. Mit Früchten, Nüssen und Ölsamen sowie allen tierischen Nahrungsmitteln können Sie die Acerolaprodukte unbedenklich kombinieren. Die Taler und Tabletten lassen sich übrigens auch relativ leicht in einem Mörser pulverisieren. Das Pulver kann dann in Wasser aufgelöst und getrunken werden.

Camu-Camu: Die Alternative zur Acerolakirsche

Reagieren Sie hingegen auf Fruchtsäuren, Acerolakirschen oder auf die Acerolapräparate allergisch, so dass es für Sie unmöglich ist, diese einzunehmen, kann ich Ihnen das Pulver aus den getrockneten und vermahlenen südamerikanischen Camu-Camu-Beeren empfehlen. Erfahrungsgemäß wird es sogar von starken Multiallergikern deutlich besser vertragen als die Acerolaextrakte. Es ist jedoch um einiges teurer. Da das Camu-Camu-Pulver ungefähr zu 50 % aus natürlichem Vitamin C besteht, schmeckt es zwar sauer, enthält jedoch nach meiner Ansicht kaum Fruchtsäuren, weshalb es sich wesentlich besser mit Getreide und Gemüse verträgt als die Acerolaextrakte. Sie können das Camu-Camu-Pulver daher nicht nur hervorragend mit Karottensaft kombinieren, sondern sogar nach Getreidegerichten einnehmen.

Natürliche Vitamine auf dem Prüfstand

Für den Verbraucher ist es heute relativ schwer, natürliche Vitaminextrakte von synthetischen Vitaminpräparaten zu unterscheiden, da der Begriff „natürlich" verbraucherrechtlich nicht exakt definiert ist. Infolge der Trendwende zu natürlichen Produkten hat dies dazu geführt, dass zunehmend auch Vitaminpräparate angeboten werden, die beim Verbraucher den Eindruck erwecken können, ausschließlich natürliche Vitamine zu enthalten, obwohl sie ganz oder teilweise aus synthetischen Vitaminen bestehen.

Völlig undurchschaubar wird es für den Verbraucher vor allem dann, wenn natürliche Vitamine, Pflanzenkonzentrate oder Hefen mit synthetischen Vitaminen vermischt oder Hefen in stark vitaminisierten Nährlösungen gezüchtet, getrocknet und die vitaminreichen Endprodukte dann als natürliche Vitaminpräparate verkauft werden. Bei aufkommenden Zweifeln wird dem Käufer nicht selten vom Händler – zum Teil aus reiner Unkenntnis – mündlich versichert, dass es sich um natürliche Vitamine handelt!

Auch wenn bei den meisten Produktdeklarationen (Angaben über die Inhaltsstoffe auf den Verpackungen) eindeutig zwischen natürlichen und synthetischen Vitaminen unterschieden und von den Herstellern ein transparentes Marketingkonzept verfolgt wird, erlebe ich in der Praxis dennoch sehr häufig, dass in Unkenntnis der genauen Unterscheidung zwischen „wirklich natürlichen" und „so genannt natürlichen" Vitaminen immer wieder auch zu Präparaten gegriffen wird, die eben nicht hundertprozentig natürlich sind. Unter den Anbietern von synthetischen Vitaminen, deren Produkte auf den ersten Blick den Eindruck erwecken können, natürliche Vitaminpräparate zu sein, befinden sich große amerikanische und europäische Hersteller ebenso wie Kleinanbieter, und selbst Reformhäuser und Bioläden sind von diesen Irrtümern nicht ausgeschlossen.

Zwar werden heute die meisten synthetischen Vitamine aus pflanzlichen Rohstoffen hergestellt (chemisch synthetisiert), doch handelt es sich deshalb keinesfalls um natürliche Vitamine! Natürliche Vitamine werden ausschließlich aus Pflanzen, Mikroorganismen und Tieren gewonnen. Es handelt sich dabei immer um Extrakte oder Konzentrate. In Bezug auf die Wirksamkeit von Vitaminen kann mit Sicherheit gesagt werden, dass natürliche Vitamine nicht nur besser wirken, sondern häufig auch weniger schnell wieder ausgeschieden werden[27].

Wenn Sie sicher gehen wollen, wirklich natürliche Vitamine zu kaufen und einzunehmen, dann halten Sie sich einfach an die folgenden Richtlinien: Lesen Sie zunächst genau die Angaben zur Inhaltsdeklaration auf der Verpackung. Sollten jegliche Inhalts-

---

27 Vitamine werden im Körper verbraucht und verstoffwechselt oder können auch gespeichert werden. Ein Teil der wasserlöslichen Vitamine, wie zum Beispiel die B-Vitamine oder Vitamin C, wird jedoch schon kurze Zeit nach der Aufnahme wieder über den Urin ausgeschieden, weshalb der Urin dann den Geruch dieser Vitamine annehmen oder sich auch verfärben kann.

beziehungsweise Mengenangaben fehlen, erübrigt sich der Kauf dieses Produktes. Im Folgenden gebe ich mehrere Beispiele für mögliche Inhaltsdeklarationen. Das erste Beispiel bezieht sich auf ein hundertprozentig synthetisches Vitaminpräparat. Als nächstes folgen einige Beispiele für natürliche Vitaminextrakte und -konzentrate. Danach stelle ich zwei Beispiele für Mischpräparate aus natürlichen und synthetischen Vitaminen vor, und zum Schluss gehe ich noch auf reine Naturprodukte wie Hefe und Spirulina ein.

1. 100 % synthetische Vitamine
200 mg Vitamin C (Ascorbinsäure, Calciumascorbat)
100 I.E. Vitamin E (Tocopherolacetat)
5 mg Vitamin B1 (Thiamin)
5 mg Vitamin B2 (Riboflavin)
5 mg Vitamin B6 (Pyridoxin)
Falls auf den Verpackungen oder hinter den einzelnen Mengenangaben der Vitamine keine Hinweise zu finden sind, dass die Vitamine natürlichen Ursprungs sind, handelt es sich fast immer um synthetische Vitamine. Eine der wenigen Ausnahmen neben Vitamin B12 betrifft das Coenzym Q10, da es derzeit ausschließlich durch die Fermentation von Tabakblättern gewonnen wird. Dieses Verfahren ist momentan kostengünstiger als die Herstellung von synthetischem Coenzym Q10. Doch wer weiß, was die Zukunft an Möglichkeiten bereit hält!

2. 100 % natürliche Vitamine
200 mg Vitamin C (aus Acerolaextrakt) oder
100 mg natürliches Vitamin C aus Camu-Camu-Extrakt oder
200 I.E. Vitamin E (D-Alpha-Tocopherol) aus Sojaöl (100 % natürlich) oder
400 I.E. Vitamin D aus Fischleberöl (natürlich)
Um wirklich natürliche Vitaminpräparate handelt es sich nur, wenn aus den Packungsdeklarationen hervorgeht, dass es sich ausschließlich um pflanzliche oder tierische Konzentrate oder um Extrakte

aus natürlichen Quellen handelt. Beim Coenzym Q10 und Vitamin B12 handelt es sich, wie bereits erwähnt, derzeit immer um natürliche Vitamine, so dass auf ihren natürlichen Ursprung in der Regel auch nicht hingewiesen wird.

3. Mischpräparate
150 mg Vitamin C
50 mg Vitamin E (natürlich)
30 mg Coenzym Q10 (natürlich)
8 mg Beta-Carotin
Bei einer solchen Deklaration handelt es sich um ein typisches Mischpräparat mit zwei natürlichen und zwei synthetischen Vitaminen.

Oft findet man aber auch weniger genaue Angaben vor, wie zum Beispiel bei einem Vitamin-C-Präparat mit natürlichem Vitamin C, das insgesamt 300 mg Vitamin C pro Taler enthält, jedoch mit synthetischem Vitamin C angereichert wurde. Über die genauen Mengen der einzelnen Inhaltsstoffe erfährt man bei diesen Angaben nichts:
300 mg Vitamin C (Acerolaextrakt, Johannisbeerkonzentrat, natürliche Bioflavonoide aus Zitrusfrüchten, Vitamin C)

4. Reine Naturprodukte
Bei reinen Naturprodukten, wie zum Beispiel den meisten Hefepräparaten, Spirulina- und Chlorellaalgen, naturreinen Säften oder sprühgetrockneten Obst- und Gemüsesäften, erübrigen sich die Angaben, dass die Vitamine wirklich natürlichen Ursprungs sind. Bei solchen Produkten wird daher auch nur äußerst selten darauf hingewiesen.

ACHTUNG: Leider gibt es zunehmend mehr Produkte, bei denen Hefe oder Säfte mit synthetischen Vitaminen angereichert wurden. Den Unterschied zu reinen Naturprodukten kann der Verbraucher auf den ersten Blick oft nicht feststellen – es sei denn, er studiert genau die Inhaltsdeklarationen. Bei vielen Produkten reicht aber auch das nicht mehr aus. Dann helfen nur noch exakte Fachkenntnisse über die Höchstmengen von natürlichen Vitaminen in solchen Naturprodukten weiter.

Enthalten zum Beispiel Hefetabletten mit einem Einzelgewicht von einem Gramm jeweils 1 mg der Vitamine B1, B2 und B6, kann man davon ausgehen, dass die Hefebakterien mit synthetischen Vitaminen gefüttert wurden oder die getrocknete Hefe nachträglich mit synthetischen Vitaminen angereichert wurde. Kaum eine natürlich gezüchtete und getrocknete Hefe enthält nämlich pro 100 Gramm mehr als 30 mg der einzelnen B-Vitamine. Die Hefetabletten in unserem Beispiel dürften daher nicht mehr als 0,3 mg von den Vitaminen B1, B2 und B6 pro Tablette enthalten. Außerdem gibt es keine Hefe, die von mehreren Vitaminen genau gleich viel enthält. Solche Standardisierungen sind derzeit nur über eine zusätzliche Anreicherung mit synthetischen Vitaminen möglich.

MERKE: **Es gibt nur drei Möglichkeiten für wirklich natürliche Vitaminpräparate:**
 – **pflanzliche oder tierische Konzentrate (z. B. reines Acerolapulver, Hefe oder Spirulina)**
 – **pflanzliche oder tierische Extrakte (z. B. natürliches Vitamin E aus Sojaöl)**
 – **als Produkt von Mikroorganismen (z. B. Coenzym Q10)**

Die Vitaminpräparate, die ich in der Adressenliste empfehle *(siehe Anhang)*, enthalten – bis auf die B-Vitamine und wenige gekennzeichnete Ausnahmen – ausschließlich natürliche Vitaminextrakte und -konzentrate.

11. Fallbeispiel (mit Erfahrungsbericht): Allergische Augenbeschwerden und Herzrhythmusstörungen

Im Oktober 2000 kam Frau B. (40 Jahre) aus Gelsenkirchen (Ruhrgebiet) mit ihren Kindern in unsere Praxis. Die Kinder, die unter anderem unter Allergien, Verdauungsschwäche mit Darmflorastörungen, Darmpilzen und Durchfall, Wachstumsstörung, chronischer Müdigkeit und Konzentrationsschwäche litten, behandelten wir homöopathisch. Sie selbst hatte jedoch bereits seit April 2000 in regelmäßigen Abständen die Vitamin-Entgiftung angewandt und wollte diese auch weiterhin durchführen. Diese Therapie ist vor allem deshalb für Frau B. geeignet, weil ihre Verdauungskraft nicht geschwächt ist *(siehe Seite 137)*. Zu ihren Hauptbeschwerden gehörten vor Beginn der Vitamin-Entgiftung allergisch bedingte Herzrhythmusstörungen, Horn- und Regenbogenhautentzündung der Augen sowie Augenlidschwellungen. Außerdem war sie ausgesprochen schlank und konnte trotz gesunder Verdauungskraft und Schilddrüsenfunktion nicht an Gewicht zunehmen. Allergisch reagierte sie zum Zeitpunkt ihres Besuches noch auf Milcheiweiß, Hefe, raffinierten Zucker, Kaffee und ein paar Fischarten. Mit großer Wahrscheinlichkeit hatte sie vor Beginn der Vitamin-Entgiftung jedoch mehr Allergien gehabt.

Im April 2001, sechs Monate nach ihrem Besuch und ein Jahr nach Beginn der Vitamin-Entgiftung, hatte sie mit ihren Kindern den ersten Kontrolltermin. Die Sehkraft hatte sich verbessert und Allergien waren keine mehr nachweisbar, weshalb die allergisch bedingten Herzrhythmusstörungen und Augenbeschwerden völlig verschwunden waren.

In der Therapie kamen bei ihr seit Oktober 2000 folgende Mittel zur Anwendung:
- Zwei- bis dreimal wöchentlich die Vitamin-Entgiftung mit zusätzlicher homöopathischer Leber-Galle-Ausleitung (Unterstüt-

zung der Leber bei der Ausleitung der gelösten Gifte und Stoffwechselschlacken).
- Zwei- bis dreimal wöchentlich ein individuell ausgesuchtes homöopathisches Einzelmittel zur Behandlung ihrer Sehschwäche (Hornhautverkrümmung der Augen und Kurzsichtigkeit).

Erfahrungsbericht von Frau B. aus Gelsenkirchen (Juni 2001):
Sehr geehrter Herr Müller-Burzler,
seit April 2000 führe ich alle zwei bis drei Tage die Vitamin-Entgiftung in der Dosierung durch, wie sie in Ihrem Buch „Das Handbuch für Allergiker" empfohlen wird. Seit Oktober 2000 nehme ich noch zusätzlich zweimal täglich das homöopathische Lebermittel und zwei- bis dreimal wöchentlich das homöopathische Mittel für meine Sehschwäche ein.

Mein körperliches Befinden hat sich während dieser Zeit kontinuierlich verbessert. Die Gelüste auf Süßigkeiten, insbesondere auf Schokolade, sind fast verschwunden, sodass ich inzwischen ohne weiteres darauf verzichten kann. Gleichzeitig hat sich mein latentes Untergewicht (48,5 kg bei einer Körpergröße von 1,69 m) deutlich verbessert. Ich wiege jetzt konstant 53,5 kg. Für diese Veränderung bin ich sehr dankbar, da ich seit vielen Jahren (trotz zweier Schwangerschaften) bemüht war, an Gewicht zuzunehmen. Ich denke, dass ich in absehbarer Zeit mein Wunschgewicht von 55 bis 56 kg erreichen werde[28].

Äußerlich verbesserte die Vitamin-Entgiftung vor allem den Zustand von Haut, Nägeln und Haaren. Die Haut wurde deutlich reiner, die Rillen in den Nägeln sind verschwunden und die Haare wachsen besser und glänzen intensiver als vorher. Die vom Haus-

---

28 Bei Übergewicht führt die Vitamin-Entgiftung in der Regel nicht zur Gewichtszunahme, sondern trägt eher zur Normalisierung des Körpergewichtes bei, da sich durch diese Therapie der Stoffwechsel nach und nach verbessert. *(Anmerkung des Autors)*

arzt diagnostizierten Herzrhythmusstörungen sind nicht mehr vorhanden.

Der für mich positivste Effekt zeigt sich jedoch bei meinen Augen. Meine Sehschwäche hat sich von 7,75 und 6,75 auf 5,75 und 5,25 Dioptrien reduziert. Trotz Brille (Kontaktlinsen) erreichte ich vor dieser Verbesserung gerade einmal eine Sehstärke von 75 Prozent. Wie mir mein Augenarzt bestätigte, hat sich meine Sehstärke (mit Brille bzw. Kontaktlinsen) auf 100 Prozent erhöht, was, wie er sagt, bei meiner Kurzsichtigkeit sehr gut ist.

Direkte Entgiftungsreaktionen habe ich durch diese Therapie nicht wahrgenommen[29]. Wenn diese vorhanden gewesen sein sollten, dann waren sie so gering, dass die vielen positiven Effekte dadurch keinesfalls beeinträchtigt wurden.

Mit den besten Grüßen, S. B.

---

29 Andere Personen können hingegen auch bei normaler Anwendung der Vitamin-Entgiftung mehr oder weniger starke Entgiftungsreaktionen entwickeln. Das hängt einerseits damit zusammen, dass jeder Mensch unterschiedlich stark verschlackt ist, und andererseits ist die Intensität solcher Reaktionen auch noch von vielen weiteren Faktoren abhängig, wie zum Beispiel der Leber- und Nierenkonstitution oder den Umweltbedingungen (Luftqualität, Elektrosmog etc.). *(Anmerkung des Autors)*

Das 10-Punkte-Ernährungsprogramm für Allergiker

Die wichtigsten Ernährungsregeln für Allergiker habe ich in diesem Buch bereits vorgestellt. Der Übersicht halber werde ich sie abschließend noch einmal wiederholen.

1. Hauptallergene meiden

Solange Sie noch Allergien haben, sollten Sie zumindest die Hauptallergene meiden, falls das möglich ist und diese bekannt sind. Dadurch werden Sie sich auf jeden Fall allgemein wohler fühlen. Für viele Allergiker kann es durchaus empfehlenswert sein, die stärker allergieauslösenden Lebensmittel, wie Milchprodukte (außer Butter) oder Hefe, Eier, Fleisch, Fisch und Haselnüsse, vorübergehend zu reduzieren oder ganz zu meiden *(siehe „Liste der häufigsten Nahrungsmittelallergene", Seite 74)*.

2. Mehrere kleine Mahlzeiten

Da 80 % aller stärkeren Allergiker eine geschwächte Eiweißverdauung aufweisen, ist es grundsätzlich sinnvoll, die Eiweißmenge in den einzelnen Mahlzeiten zu reduzieren und anstelle der drei üblichen Mahlzeiten fünf bis sechs kleinere über den Tag verteilt zu essen. Eine möglicherweise verstärkte Eiweißfäulnis wird dadurch auf jeden Fall verringert, was sich positiv auf die Darmflora und auf verdauungskraftbedingte Allergien auswirkt *(siehe „Allergien infolge einer Verdauungsschwäche", Seite 25)*.

Eine zusätzliche Verbesserung des Allgemeinbefindens kann aber auch mit einer überwiegend vegetarischen Ernährungsweise erreicht werden, da das tierische Eiweiß von Fleisch, Fisch und Eiern nicht nur stärker im Darm zur Fäulnis neigt als pflanzliches Eiweiß, sondern weil diese Nahrungsmittel den Körper auch intensiver übersäuern als die meisten pflanzlichen Lebensmittel.

3. Rotationsdiät

Neben der Vermeidung der Hauptallergene kann auch die Rotationsdiät sehr hilfreich sein. Es hat sich nämlich gezeigt, dass ein überlastetes Immunsystem regelrecht entlastet wird, wenn man dieselben Lebensmittel nicht jeden Tag, sondern nur alle drei bis vier Tage verzehrt. Die Neubildung von Allergien wird dadurch zumindest verringert und vorhandene Allergien können ebenfalls schwächer werden.

Bedenken Sie jedoch, dass weder die Rotations- noch die Weglassdiät ursächliche Heiltherapien darstellen. Sie helfen in der Regel nur so lange, wie sie angewandt werden. Eine dauerhafte Allergiefreiheit können Sie mit ihnen kaum erreichen.

4. Raffinierten Zucker meiden

Da der raffinierte Zucker grundsätzlich die Darmflora schädigt, wodurch die Entstehung von Allergien stark gefördert wird *(siehe „Allergien durch Zucker, Fastfood und Alkohol", Seite 56)*, sollten Sie auf ihn konsequent verzichten. Anstelle des raffinierten Zuckers können in der Regel alle anderen natürlichen Süßmittel verwendet werden, soweit Sie auf diese nicht allergisch reagieren. Dazu gehören unter anderem Vollrohrzucker, Vollzucker, Honig, Ahornsirup, Agavendicksaft und Apfel-Birnen-Dicksaft.

5. Kein Getreide zusammen mit raffiniertem Zucker

Falls Sie dennoch einmal ein Stück Kuchen mit raffiniertem Zucker oder das Eis beim Italiener nicht verschmähen können, sollte der Zucker auf keinen Fall mit Vollkorngetreide oder größeren Mengen an Nüssen oder Ölsamen im Magen zusammentreffen.

Die Darmflorastörungen, die dadurch entstehen, sind nämlich noch stärker als vom raffinierten Zucker allein. Einerseits sollte der Kuchen, der mit raffiniertem Zucker gebacken wurde, selbst kein Vollkorngetreide enthalten und andererseits essen Sie bitte auch in der Folgemahlzeit keine Gerichte oder Lebensmittel, die Vollkorngetreide, Nüsse oder Ölsamen enthalten. So werden Sie das Schlimmste verhindern können. *(Siehe „Allergien durch Kombinationsfehler", Seite 60.)*

6. Gesunde Allgemeinernährung

Von großer Bedeutung für das Immunsystem ist eine allgemein gesunde Lebensmittelwahl. Auf Alkohol sollten Sie möglichst ebenso verzichten wie auf Nikotin. Aber auch Kaffee fördert nicht gerade die Gesundheit. Die Nahrung sollte so natürlich wie möglich und nicht genmanipuliert sein. Meiden Sie daher alle Produkte, in denen nicht nur raffinierter Zucker zugesetzt ist (zunehmend leider auch in Bioprodukten!!!), sondern die auch frei von chemischen Zusatzstoffen sind. Am besten wäre es, wenn Sie sich überwiegend oder ausschließlich von biologischen Lebensmitteln ernähren würden. Sie verringern dadurch zumindest die Aufnahme von Schadstoffen, die in konventionell erzeugten Produkten enthalten sind. Ich erinnere nur an die Pestizide und chemischen Düngemittel in der konventionellen Landwirtschaft sowie an die Massentierhaltung mit antibiotischen Mastmitteln und der artfremden sowie äußerst bedenklichen Ernährung der Nutztiere mit Tiermehlen und anderen Leistungsförderern.

7. Genügend Salz

Als Erwachsener brauchen Sie ungefähr 3 bis 5 Gramm Salz täglich, damit Ihre Magensäure ausreichend gebildet wird *(siehe „Allergien infolge eines Salzmangels", Seite 50).* Essen Sie längere Zeit weniger als diese Menge, kommt es allmählich zu einer Verringerung der Magensäurebildung, wodurch das Nahrungseiweiß zunehmend schlechter verdaut wird. Verdauungsbeschwerden und Darmflorastörungen sind die Folge, wodurch wiederum die Entstehung von Allergien gefördert wird.

8. Kein Salz zusammen mit rohen Samen und Nüssen

Wollen Sie rohe Nüsse und Ölsamen oder rohes Getreide (Frischkornbrei, angekeimtes Getreide, Getreideflocken) essen, sollten Sie darauf achten, dass in derselben Mahlzeit kein zusätzliches Salz oder salzhaltige Lebensmittel, wie Brot oder Käse, aufgenommen werden. Durch die Kombinationen von Salz mit rohen Nüssen oder Samen in derselben Mahlzeit können ebenso starke Darmflorastörungen entstehen wie durch raffinierten Zucker. Warten Sie daher mit dem Verzehr salzhaltiger Lebensmittel so lange, bis der Magen wieder leer ist und sich leichter Hunger einstellt. In der Regel braucht ein nicht allzu großes Frühstücksmüsli nicht mehr als drei bis vier Stunden, bis es den Magen wieder verlassen hat. *(Siehe „Allergien durch Kombinationsfehler", Seite 60.)*

9. Keine sauren Früchte zusammen mit Getreide

Essen Sie bitte niemals stark fruchtsäurehaltiges Obst zusammen mit Getreide, Kartoffeln, Gemüse oder Maronen. Durch diese Kombinationen kommt es im Magen-Darm-Trakt ebenfalls zu mehr oder weniger starken bioelektrischen Spannungen mit Bauchschmerzen und Blähungen, wodurch nicht nur die Darmflora erkrankt, sondern auch Darmpilze entstehen können.

Möchten Sie saure Früchte essen, sollte der Magen einerseits leer sein und andererseits können Sie diese mit Nüssen, Ölsamen, Milchprodukten und allen anderen tierischen Nahrungsmitteln problemlos kombinieren. *(Siehe „Allergien durch Kombinationsfehler", Seite 60.)*

10. Trennkost

Sind Ihnen die ersten neun Regeln noch nicht genug und möchten Sie noch mehr für Ihre Gesundheit und Ihr Immunsystem tun, kann ich Ihnen die Trennkost wärmstens empfehlen. Im Prinzip stellen bereits die Ernährungsregeln 5, 8 und 9 die wichtigsten Trennkostregeln dar; eine fehlt jedoch noch. Unser Stoffwechsel funktioniert nämlich deutlich besser, wenn auch konzentrierte Eiweißquellen, wie Fleisch, Fisch, Käse oder Nüsse und Ölsamen, nicht gemeinsam mit einer größeren Menge komplexer Kohlenhydrate, die vor allem in Getreide, Brot, Nudeln und Kartoffeln vorkommt, zusammen gegessen werden. Fleisch, Fisch, Käse, Nüsse oder Ölsamen kombiniert man daher am besten mit viel Gemüse oder Obst. Zu Getreidegerichten verzehrt man vorzugsweise Kartoffeln, Gemüse, Salate, fruchtsäurearmes Obst, wie zum Beispiel Bananen, und nur geringe Mengen an Milch- oder Sojaprodukten zur Eiweißaufwertung. Andere Hülsenfrüchte isst man am besten immer für sich alleine. *(Mehr und Ausführlicheres zu diesem Thema können Sie in „Auf den Spuren der Methusalem-Ernährung – Gesund und Allergiefrei", Kapitel 11 nachlesen.)*

Schlusswort

Sicherlich sind Sie an einigen Stellen in diesem Buch ins Nachdenken gekommen, weil Sie vielleicht vieles von dem, was Sie gelesen haben, noch nicht wussten oder weil Sie möglicherweise nun die Ursachen für Ihre eigenen Beschwerden erfahren haben. Auf jeden Fall wird Ihnen jedoch aufgefallen sein, dass meine Erfahrungen und mein Wissen nicht immer mit der derzeitigen schulmedizinischen Lehrmeinung konform geht.

Das betrifft ganz besonders eine der wichtigsten Erkenntnisse in diesem Buch, dass nämlich über 98 % aller Allergien durch lebensfeindliche Umweltfaktoren oder chemisch-pharmazeutische Medikamente ausgelöst werden. Sie beruht vor allem auf meinen langjährigen Untersuchungsergebnissen an meinen Patienten und der Erfahrung, dass wir mit den beschriebenen Entgiftungs- und Aufbautherapien bereits vielen Menschen geholfen haben.

Dass sich noch immer viele Wissenschaftler dagegen sträuben, Umweltgifte, ungesunde Nahrungsmittel und Ernährungsweisen, Mobilfunk usw. als die Hauptursachen für die meisten chronischen Zivilisationskrankheiten anzuerkennen, liegt vor allem daran, dass sie noch keine dem naturwissenschaftlichen Standard entsprechenden Untersuchungsmethoden zur Verfügung haben, mit denen sie die Belastungen und Folgen dieser gesundheitsschädlichen Einflüsse im Körper feststellen können.

Ihnen, liebe Leserin und lieber Leser, bleibt daher momentan nichts anderes übrig, als der Empirie zu vertrauen. Ganz davon abgesehen können Sie, falls Sie sich auf einen ganzheitlichen und ursächlichen Heilungsweg begeben, kaum etwas verlieren, sondern „nur" Ihre Gesundheit zurückgewinnen.

Wenn Sie die große Bedeutung einer gesunden Umwelt und Lebensweise für Ihre Gesundheit erkannt haben, wäre es unendlich wichtig, dass Sie Ihre Erkenntnisse und Erfahrungen mit anderen Menschen teilen oder ebenfalls publizieren. Nur so kann sich das Wissen um die Naturgesetze des Lebens möglichst schnell verbreiten, wodurch **Sie** dazu beitragen, dass sich in dieser Welt etwas ändert. – Denn eines sollte uns allen klar sein: Wenn wir nicht bald damit beginnen, veraltete, umweltschädliche Technologien durch naturgemäße zu ersetzen, wird sich die Prognose, dass am Ende des ersten Jahrzehnts nach der Jahrtausendwende fast alle Menschen in den Industrienationen unter Allergien und umweltbedingten Krankheiten leiden, hundertprozentig erfüllen.

Der einzig wahre Heilungsweg für uns und die Erde ist daher, dass wir damit aufhören, Gifte zu produzieren und endlich die Naturgesetze des Lebens beachten!

Anhang

Adressen und Bezugsquellen

Der Autor hat eine umfangreiche **Adressenliste** mit genauen Produktinformationen zusammengestellt. Sie enthält viele Bezugsquellen für natürliche Vitaminpräparate, Spirulina- und Chlorellaalgen sowie Sanddornsäfte und Sanddornöle, für Essiac und Flor-Essence® in Deutschland, den Niederlanden und der Schweiz.

Da die Liste kontinuierlich aktualisiert und erweitert wird, wurde sie nicht ins Buch aufgenommen. Sie können sie unter folgenden Internet-Adressen abrufen: http://**www.windpferd.de.** Einfach unter dem Titel „Das Handbuch für Allergiker" nachsehen und auf den Button „Service-Adressen" klicken. Oder Sie informieren sich auf der Homepage des Autors unter http://**www.mueller-burzler.de.**

Falls Sie über keinen Internet-Anschluss verfügen, können Sie die Liste auch postalisch (nicht telefonisch) beim Windpferd-Leserservice anfordern. Wenden Sie sich dafür bitte mit einem an Sie adressierten und frankierten Rückumschlag an folgende Adresse: Windpferd Verlag, Stichwort: „Das Handbuch für Allergiker", Postfach, 87648 Aitrang.

Produktinformationen

Essiac

Bei Essiac handelt es sich um eine indianische Heilpflanzenmischung, die aus vier Bestandteilen besteht:
1. Klettenwurzel (bot. Arctium lappa)
2. Kleiner Sauerampfer, Feldsauerampfer (bot. Acetosella vulgaris)
3. Wurzel des Medizinalrhabarbers (bot. Rheum palmatum)
4. Innere Rinde der Rotulme (bot. Ulmus rubra)

Die Mischung wird 10 Minuten in Wasser gekocht und für mehrere Stunden ziehen gelassen. Das fertige Elixier sollte dann im Kühlschrank aufbewahrt werden. Es wird in kleinen Mengen eingenommen.

WIRKUNG: Essiac entgiftet den Körper teilweise, jedoch nicht so umfassend wie die im Kapitel „Ursächliche Allergietherapien" beschriebenen Entgiftungsmethoden. Außerdem stärkt es das Immunsystem und kann daher nicht nur bei Allergien oder Krebs, sondern auch bei vielen anderen Krankheiten, die mit einem geschwächten Abwehrsystem und der Verschlackung des Körpers in Verbindung stehen, eingesetzt werden.

WARNUNG: Schwangere und stillende Mütter sollten weder Essiac noch Flor-Essence® zu sich nehmen, da die sich lösenden Gifte und Schlacken sonst über die Plazenta oder die Muttermilch in den Embryo/Fötus beziehungsweise das Baby gelangen können.

Ebenso sollten alle Menschen mit geschwächten Leber- und Nierenfunktionen ausgesprochen vorsichtig mit der Einnahme dieser Teemischungen umgehen. *(Siehe hierzu den wichtigen Hinweis auf Seite 140 und „Vorsicht vor Entgiftungskrisen", Seite 149.)*

Flor-Essence®

Flor-Essence® unterscheidet sich von Essiac dadurch, dass es neben den vier Pflanzenbestandteilen von Essiac noch zusätzlich
5. Echte Brunnenkresse (bot. Nasturtium officinale)
6. Braunalge (bot. Laminaria digitata)
7. Benediktenkraut (bot. Carduus benedictus) und
8. Rot-Kleeblüten (bot. Trifolium pratense)
enthält. Die Wirkung ist ähnlich wie die von Essiac.

Bezugsquellen für Essiac und Flor-Essence® finden Sie in der Adressenliste *(siehe Seite 170).*

Sanddorn-Fruchtfleischöl und Sanddorn-Kernöl

Aus den Sanddornbeeren wird sowohl Sanddorn-Fruchtfleischöl als auch Sanddorn-Kernöl gewonnen. Die Affinität zur Haut und die damit verbundene Wirksamkeit lässt sich vor allem aus dem Zusammenspiel von Carotinoiden, Vitamin E und ungesättigten Fettsäuren erklären, wobei sich die beiden Öle in der Verteilung der Inhaltsstoffe und dadurch auch in den Anwendungsschwerpunkten voneinander unterscheiden.

Sanddorn-Fruchtfleischöl, das am besten durch Zentrifugieren des Presssaftes gewonnen wird, ist von kräftig orangeroter Farbe und riecht und schmeckt typisch nach Sanddorn. Es hat einen hohen Gehalt an Beta-Carotin und Vitamin E. Als Besonderheit ist die in pflanzlichen Quellen selten vorkommende einfach ungesättigte Palmitoleinsäure mit einem Anteil von 35 % zu erwähnen, die auch eine Komponente unseres Hautfetts ist. Sanddorn-Fruchtfleischöl ist in besonderem Maße dazu geeignet, die Haut vor UV-Licht und Umweltschadstoffen zu schützen. Außerdem hat es stark pflegende Eigenschaften.

Sanddorn-Kernöl, das am besten durch Kaltpressung aus den Sanddornsamen gewonnen wird, ist von hellerer Farbe, denn es enthält weitaus weniger Carotinoide. Dafür besitzt es den ungewöhnlich hohen Anteil von 89 % an ungesättigten Fettsäuren – darunter mindestens 68 % essentielle Fettsäuren. Durch den hohen Gehalt der dreifach ungesättigten Fettsäure Linolensäure wirkt Sanddorn-Kernöl in vielen Fällen besonders gut bei irritierter Haut und empfiehlt sich daher für die Behandlung von juckenden Ekzemen, wie Neurodermitis und Schuppenflechte. Allerdings können Sanddornöle ebenso wie alle anderen Öle, Salben oder Cremes auch Allergene darstellen, so dass sie sich in diesem Fall natürlich nicht für die Behandlung der Haut eignen.

Bezugsquellen für Sanddorn-Fruchtfleischöl und -Kernöl finden Sie in der Adressenliste.
    Literaturempfehlung: Sylvia Luetjohann, „Sanddorn – Die starke Frucht mit dem heilsamen Öl", Aitrang 1999, Windpferd Verlag

Henning Müller-Burzler
Auf den Spuren der Methusalem-Ernährung
Gesund und allergiefrei

Die Wiederentdeckung der Heil- und Aufbaukräfte der Nahrung

592 Seiten mit zahlreichen Illustrationen
ISBN 3-89385-437-1

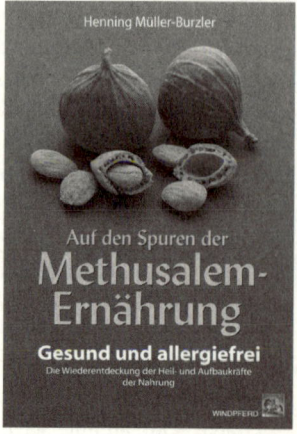

Dieses uralte Wissen ruhte lange im Verborgenen, als Henning Müller-Burzler nach jahrelanger Forschung auf die großen Heilkräfte der Nahrung stieß. Mit ihrer Hilfe hat er sich innerhalb kurzer Zeit völlig von Allergien und schweren Verdauungsbeschwerden geheilt. Aus der Erfahrung seiner Selbstheilung und intensiver weitreichender Untersuchungen schrieb er dieses umfassende Gesundheitsbuch, das schon vielen Menschen geholfen hat.

»Auf den Spuren der Methusalem-Ernährung« ist ein unverzichtbarer Ratgeber für jeden, der gesund werden und bleiben möchte: für Eltern und Kinder, für Vegetarier und Rohköstler. Zwei Themenbereiche sind besonders ausführlich beschrieben: 1. die große Bedeutung des Salzes und die Versorgung des Körpers mit allen notwendigen Nährstoffen sowie die heilenden Wirkungen der Trennkost, der Yin-Yang-Energien, des Ayurveda und von richtig angewandter Rohkost; 2. die Entstehung von Allergien und die damit verbundenen Erkrankungen, von Darmpilzen und anderen chronischen Magen-Darm-Beschwerden, Hyperaktivität, chronischer Müdigkeit, Arteriosklerose, Rheuma und Krebs und deren dauerhafte Heilung – einzig und allein mit der Nahrung.

Die Heilung geschieht auf dem denkbar einfachsten Weg: mit einigen besonderen Lebensmitteln, deren Heil- und Aufbaukräfte durch eine bestimmte Methode aktiviert werden. Mit ihrer Hilfe kann der Verdauungstrakt regeneriert, der Körper von allen abgelagerten Stoffwechselschlacken und Umweltgiften befreit und das Immunsystem umfassend gestärkt werden.

Mit diesem Buch verfügt man über einen der grundlegendsten Schlüssel für ein gesundes Leben. Wirkliche Gesundheit von Körper, Seele und Geist und ein entschlackter Organismus sind zugleich die entscheidenden Voraussetzungen für einen langsameren Alterungsprozess – ein Geheimnis, das vermutlich auch der alte Methusalem schon gekannt hat.

Henning Müller-Burzler führt gemeinsam mit seiner Frau eine Naturheilpraxis in Bad Tölz. Seit mehr als zwei Jahrzehnten widmet er sich intensiv dem Thema Ernährung sowie der Erforschung von Krankheitsursachen und deren Heilungsmöglichkeiten – mit Hilfe wirksamer Therapien, die von ihm entwickelt wurden. Die Schwerpunkte seiner Heilpraktikertätigkeit liegen in der Behandlung von Allergien sowie ernährungs-und umweltbedingten Erkrankungen.

Auszug aus dem Inhaltsverzeichnis siehe nächste Seite.

Aus dem Inhalt:

- Die Bedeutung des Salzes
- Krank durch Zucker und Weißmehl
- Die Naturgesetze der Ordnung – Die Trennkost
- Die Bausteine der Nahrung – Bedarfsdeckung von Vitaminen und Mineralien
- Ernährung für Mutter und Kind

- Gesund im Säure-Basen-Gleichgewicht
- Die Bedeutung der Rohkost
- Yin und Yang – Urkräfte des Lebens
- Die Heilkräfte des Ayurveda
- Anthroposophie und Hildegard-Lehren

- Alles Wichtige über Allergien
- Die Entstehung von Darmpilzen und chronischen Krankheiten
- Das Geheimnis der Aufbaukräfte
- Die Aufbau- und Entgiftungstherapie mit der Nahrung
- Die Problematik der Bindegewebsentgiftung
- Die Lebertherapie
- Der Weg zur Gesundheit

- „Leben kommt nur vom Leben"
- Ausblick in die Zukunft

Henning Müller-Burzler

Jahrgang 1963, Vater von zwei Söhnen, Heilpraktiker in gemeinsamer Praxis mit seiner Frau Jutta Burzler in Bad Tölz, studierte Zahnmedizin, Vorträge und Seminare zu folgenden Themen: gesunde Ernährung, Entgiftungstherapien, Allergien und Darmpilzerkrankungen, Meditation und psychologische Astrologie; intensive Beschäftigung mit dem Thema Ernährung seit über 15 Jahren, erforscht seit mehr als 10 Jahren die Ursachen und Behandlungsmöglichkeiten von Allergien und anderen Krankheiten, entwickelte einige wirksame Therapien zur Behandlung von akuten und chronischen Krankheiten, Fachbuchautor von „Auf den Spuren der Methusalem-Ernährung – Gesund und Allergiefrei", Windpferd Verlag, Aitrang 1998 u. 2004.

Sind Sie am **Seminar- und Vortragsprogramm** von Henning Müller-Burzler interessiert, wenden Sie sich bitte mit einem an Sie adressierten und ausreichend frankierten Rückumschlag an den Leserservice des Windpferd Verlages *(siehe Seite 170),* an den Autor selbst oder rufen Sie es auf der Homepage des Autors im Internet ab.

Anschrift des Autors:
Die Praxisadresse mit Telefonnummer finden Sie auf den Internetseiten bzw. erfahren Sie durch den Leserservice des Windpferd Verlages oder Sie können sie unter folgender Telefonnummer vom Band abhören: 08041-780098.

Internet-Adresse:
http://www.mueller-burzler.de
Hier finden Sie auch weitere Informationen zu den Themen Allergien, Hyperaktivität, Chronisches-Müdigkeits-Syndrom, gesunde Ernährung, Darmsanierung und zur Lebertherapie bzw. -ausleitung.

Quellenverzeichnis

Blitznakov, Emile G. und Hunt, Gerald L.: Herzwunder Co-Enzym Q10, LebensBaum Verlag, Bielefeld 1992

Burgerstein, Lothar: Heilwirkung von Nährstoffen, Karl F. Haug Verlag, Heidelberg 1982, 6. Auflage 1991

Bürgerwelle e.V.: Mobilfunk – kein Risiko? Info-Paket, Bayerische Bürgerwelle e.V., Dachverband der Bürgerinitiativen zum Schutz vor Elektrosmog, Kontaktperson: Siegfried Zwerenz, Lindenweg 10, D-95643 Tirschenreuth, Tel.: 09631-795736, Fax: 09631-795734, Internet: http://www.buergerwelle.de, E-mail: pr@buergerwelle.de

Cernaj, Ingeborg: Umweltgifte – krank ohne Grund?, Südwest Verlag, München 1995

Delarue, F. und S.: Impfungen – der unglaubliche Irrtum, Hirthammer Verlag, München 1990

Elmadfa, Ibrahim u. a.: Die große GU Nährwerttabelle 1996/1997, Institut für Ernährungswissenschaft der Universitäten Wien und Gießen, Gräfe und Unzer Verlag, München 1995

Flade, Sigrid: Allergien – natürlich behandeln, Gräfe und Unzer Verlag, München 1997

Fuchs, Norbert: Mit Nährstoffen heilen, Ralf Reglin Verlag, Köln 1999

Hendel, Barbara: Endlich frei von Allergien, Mosaik Verlag, München 1999

Herold, Gerd und Mitarbeiter: Innere Medizin, Gerd Herold, Köln 1997

Luetjohann, Sylvia: Sanddorn – Die starke Frucht mit dem heilsamen Öl, Windpferd Verlag, Aitrang 1999

Maes, Wolfgang: Stress durch Strom und Strahlung ... und Gifte, Gase, Luftschadstoffe, Pilze, Fasern, Staub; Schriftenreihe Gesundes Wohnen, Institut für Baubiologie + Oekologie Neubeuern IBN, 4. Auflage 2000

Mindell, Earl: Die Vitamin Bibel, Wilhelm Heyne Verlag, München, 14. Auflage 1996

Müller-Burzler, Henning: Gesund und Allergiefrei, Windpferd Verlag, Aitrang 1998

Natur & Heilen: Kurzartikel: Zuviel Vitamin A schadet den Knochen, München 9/1999, Seite 518

Oberbeil, Klaus: Fit durch Vitamine, Südwest Verlag, München 1993, 9. Auflage 1995

Pschyrembel, Willibald: Pschyrembel Klinisches Wörterbuch, Walter de Gruyter Verlag, Berlin/New York, 255. Auflage 1986

Rath, Matthias: Warum kennen Tiere keinen Herzinfakt, MR Verlag, NL–7602 KL Almelo 1998

Rückert, Ulrich: Vitamine & Mineralstoffe, Ariston Verlag, CH–Genf 1985

Sanatur GmbH: Energie pur aus der Natur, Fachinformation für Therapeuten, Sanatur GmbH, D–78224 Singen

Seiler, Benjamin: Mobilfunk-Report, in der Zeitschrift *ZeitenSchrift* – Ein Kompass in bewegten Zeiten, ZeitenSchrift Verlag, CH–9442 Berneck, Neugass 21, Ausgabe Nr. 24/4. Quartal 1999

Statistisches Bundesamt, Zweigstelle Bonn: Allergien – Auszug aus dem Gesundheitsbericht, Telefax vom 03.09.1999

Thews, Gerhard, Mutschler, Ernst und Vaupel, Peter: Anatomie, Physiologie, Pathophysiologie des Menschen, Wissenschaftliche Verlagsgesellschaft Stuttgart, 2. Auflage 1982

Stichwortverzeichnis

A

Acerolaprodukte 147, 152, **154**, 155
Agavendicksaft 164
Aggressivität 14, **112**
Ahornsirup 161
Akupressur 125
Akupunktur 125
Alkohol 39, 59, 63, 135, 140, 141
Alkoholallergie 75
Allergene 27, **29**, 121, 126
Allergenvermeidung **120**, 163
Allergie 10, **25**, **26**, 27
– auf Autoabgase 76
– auf Industrieemissionen 76
– auf Quecksilber 21
-Syndrom 9, **12**, 104
Allergien
– auf dem Lande 20
– bei Babys 36
– bei Kleinkindern 36
–, die häufigsten 74
– durch Ernährungsfehler **50**
– durch Impfungen 67
– durch Kombinationsfehler **60**
– durch Magensäuremangel **54**
– durch Mangelernährung 63
– durch Medikamente 23
– durch Mobilfunk 45, 47
– durch Quecksilber 20
– durch Salzmangel 50
– durch Umweltgifte 23, **43**
– durch Verdauungsschwäche 25, 29, **38**, 54
– durch Wohngifte **43**
– durch Zucker 56
–, Hauptursache **16**
–, Herauswachsen aus 41
– in Entwicklungsländern 19, 20
– in Ostdeutschland 19
–, nicht vererbbar 31, 40
–, psychische Ursachen von **64**

–, Sinn von **26**
– und Krebs 34
– und Luftqualität 34
– und Psyche 64
Allergieprophylaxe 41, 94, 99, 108
Allergiesymptome
–, die häufigsten **77**
–, körperliche **13**, 77
–, psychische 14, 110
–, weniger bekannte **86**
Allergietests **71**
–, naturheilkundliche **72**
Allergietherapie **21**, 122, 171
Allergietherapien
–, symptomatische **119**
–, ursächliche **129**
Allergieverstärkung durch Zahnung 38
Allergische Reaktionsorte **64**, 66, 77, 78
Allergische Sofortreaktion 10
Allergische Spätreaktion 10
Allergokatt 115
Alzheimer-Krankheit 47
Amalgam **20**, 99
Amalgamallergie 75
Anaphylaktischer Schock **26**, 27
Anginen 94
Ängste 64, 66, 88, 106, 128
Antiallergika, homöopathische 115
Antibiotika 33, 136
Antibiotische Mastmittel **23**, 165
Antidiabetika 136
Antigen-Antikörper-Komplex **28**, 77
Antigen-Antikörper-Reaktion 126
Antigene **27**, 28
Antihistaminika 113, 136
Antikörper 10, 27, 28, 32, 54
Antikörperbildung 24
Antioxidans 138

Antipathie 66
Antriebslosigkeit, allerg. 85, **102**
Apfel-Birnen-Dicksaft 164
Aprikosen 142, 147, 151, **153**
Ärger 110
Arteriosklerose 50, 57, 132, 135
Artischocken 37, 151
Asthma 13, **82**, **91**, 113
– und Akupunktur 125
– und Phytotherapie 127
– und Psyche **92**
Asthmaanfall **91**, 92, 93
Asthmaspray 92
Asthmatische Bronchitis 93, 95
Atembeschwerden, allerg. 81
Atemnot 80, 83, 103
Atemwegsinfekte 94
Atmungsstörungen 33, 86
Atopisches Ekzem. *Siehe* Neurodermitis
Augenbindehautentzündung, allerg. 13, **78**, **103**
Augenlidschwellungen, allerg. 13, 79, **103**, 160
Autoabgase 16, 18, 91
Autoimmunerkrankungen 24, 47, **109**, 132
Aversion 66

B

B-Vitamine, synthetische 139, 150
Bachblüten 106, **128**
Ballonrebe 115
Basophile Granulozyten 25
Bauchschmerzen 26, 28, 38, 61, 83, 166
Bauchspeicheldrüsenentzündung 82
Benommenheit, allerg. 14, **85**, **102**, **106**
Benzol 91
Beta-Carotin **139**
–, synthetisches **145**
Betablocker 136
Betäubungsmittel 33, 136

Bienengiftallergie 76, 126
Bildröhren 44
Biologische Lebensmittel 165
Bioresonanztherapie 89, **121**, 126, 133
Bittersüß-Salbe 127
Blähungen 25, 28, 31, 36, 38, 61, 87, 137, 166
Blasenentzündung, allerg. 13, **84**, 104
Blasenschmerzen 85
Blei 20, 131, 134
Blutdruckschwankungen, allerg. 14, 86
Blutdrucksenkende Mittel 136
Blütenpollen 21, 76, 91, 99, 100
Blütentherapie **128**
Bluthochdruck 47, 50, 51, 132, 135, 144
Bluttests **72**
Borretschöl 127
Borsalz 43
Brennnesseltee 143
Bronchitis, allerg. 65, **82**, 93, 95
Bürgerwelle e.V. 47
Burned-Out-Syndrom 102

C

Camu-Camu-Pulver 147, **155**
Candida albicans 89
Candida parapsilosis 89
Candidapilze 38, 89, 102, 105
Carbonylgruppen comp. - Ampullen (SSR) **117**
Cardiospermum **115**
Cardiospermum-Salbe 127
Carotin **138**, 142
Carotinoide 56, **138**, 145, 151, 153
Chemikalien 16, 25, 130
Chemikalienallergien 76
Chemische Düngemittel 165
Chemotherapeutika 33, 136
Chlorallergie 76
Chlorella 147, 151, **153**

Cholangitis, allerg. 82
Cholezystitis, allerg. 82
Coenzym Q10 56, **138**, 141, 145
Colagetränke 63
Colitis ulcerosa 109
Computer 44, 45
Conterganschäden 33
Currynetz 48

D

Darmflorastörungen 26, 28, 29, 37, 38, 54, **60**, 87, 89, 93, 105, 107, 108, 109, 137, 166
Darmkrämpfe 83
Darmpilze 26, 38, 61, 87, 89, 109, 137, 166
Darmschleimhautentzündung, allerg. 13, 82
Darmschmerzen, allerg. 83, **102**
Daunenallergie 93, 95
DDR 19, 20
Depressionen
–, umweltbed. 18, 46
Depressionen, allerg. 14, **85**, **101**, 105, 111, 112
Desensibilisierung **126**
Desinfektionsmittelallergie 76
Diabetes mellitus 57, 144
Dioxine 18, 134
Diphterie 69
Drei-Monats-Koliken 38
Drogen 131, 134
Druckerschwärzeallergie 76
Durchfälle 26, 28, 31, 38, 137
–, allerg. 13, 76, 83, **102**, 107
–, blutige 83

E

Eiallergie 74, 93, 106
Eierstöcke 21, 24
Eigenblutbehandlung **124**
Eigenurin bei Neurodermitis **125**
Eigenurintherapie **124**

Einschlafstörungen 106
Elektroakupunktur nach Voll 73
Elektrosensibilität 112
Elektrosmog 16, 44, 112
Enteritis, allerg. 82
Entgiftung 88, 99, 129, 140
– durch Luftverbesserung 35
–, homöopathische **133**
– mit Carbonylgruppen comp. - Ampullen (SSR) 117, 140
– mit der Nahrung 129
– mit Essiac 171
– mit Flor-Essence® 172
– mit Vitaminen **134**
– und Infektionskrankheiten 140
– und Organerkrankungen 140
– und Schwangerschaft 140
– und Stillen 140
Entgiftungsenzyme 20, 24, 131
Entgiftungskrise 149
Entgiftungssymptome 149
Entgiftungstherapie 35, 131, 143
Entgiftungsvitamine **138**, **139**
Entstörgerät 49
Eosinophile Granulozyten 29
Eosinophilie 29
Epilepsie, allerg. 14, **86**
Epileptische Anfälle 33, **86**
Erbanlagen 108, 109
Erbrechen 36, 83, 150
Erdbeerallergie 75
Erdmagnetfelder 48
Erdölraffinerien 17, 89
Erdstrahlen 48
Erdverwerfungen 48
Erkältungen 144
Ernährung
–, gesunde 39, **165**
–, milcheiwißfreie 41
Ernährungsprogramm, 10-Punkte- **163**
Ernährungsregeln 63, **163**
Erschöpfung 14, 46, 111, **112**
Erste-Hilfe-Maßnahmen **113**
Erstverschlimmerung 35

Essiac 140, **171**
Essig 61
Eustachische Röhre. *Siehe* Ohrtrompete

F

Farbenallergien 76
Fasten **129**
Fernseher 44, 45
Fernsehsender 112
Fettunverträglichkeit 83
Fieber 83, 85
Fischallergie 74
Fischleberöl 141, 153
Flachbildschirm 45
Fleischallergie 74, 90, 93, 95, 106, 107
Fließschnupfen, allerg. **102**
Flor-Essence® 140, **172**
Forbes Laurie, Dr. William 67
Formaldehyd 43, **134**
Formaldehydallergie 76
Fresszellen 28
Frischkornbrei 166
Fruchtsäureallergie 75
Fruchtzuckerallergie 75, 95
Frühsommer-Meningo-Enzephalitis 69
FSME 69
Fungizide 17
Furane 18

G

Gallenblasenentzündung, allerg. **82**
Gallengangsentzündung, allerg. **82**
Gallenkoliken 83
Gallensteine 57
Galphimia glauca **115**
Gaumenmandelschwellung, allerg. 13, 80
Gelbsucht 83
Gelbwurz (Curcuma) 37
Gelenkbeschwerden 35

Geopathische Störzonen 48
Gereiztheit 14, 21, 111, **112**
Geschmacksstörungen, allerg. 14, **86**
Getreide, angekeimtes 131, 166
Getreideflocken 166
Gewürzallergie 75
Gichtanfall 140
Gleichgewichtsstörungen, allerg. 81, **103**
Globalgitternetz 48
Glühbirnen 45
Glukose 57, 60
Glukosesirup 57, 60
Gluten 109
Glykoside 114
Goldallergie 76
Grauer Star 47
Grippale Infekte 144

H

Haarausfall 23, 24, 132
Halsschmerzen, allerg. 13, 81, **102**
Hämorrhoiden 36
Handy 16, 45, 47
Harndrang 85
Harnröhrenentzündung, allerg. 13, **84**
Harnsäure 134
Harnstoff 134
Haselnussallergie 74, 90
Hashimoto-Thyreoiditis 109
Hauptallergene 120, 163
Hausmüll 18
Hausstauballergie 21, 75, 93, 95, 120, 126
Hausstaubmilben 21
Hautpilze 87
Hautrötungen, allerg. 106
Hauttests 71
Hefe, mit Vitaminen angereicherte **159**
Hefeallergie 74, 93, 95
Hefepräparate 155, **158**
Heilnahrung nach Müller-Burzler **129**

Heimtelefon, schnurloses 16, 45, 47
Heiserkeit, allerg. 13, 81, **102**
Herauswachsen aus Allergien **41**
Herbizide 17
Hertel, Dr. Hans U. 46
Herzerkrankungen 114, 144
Herzrhythmusstörungen, allerg. 14, **86**, **102**, 160
Herzrhythmusstörungen durch Mobilfunk 47
Heuschnupfen 13, 22, 80, 94, **96**, 99, 100, 113
– und Akupunktur 125
– und Phytotherapie 127
Hirnhautentzündung 69
Histamin **25**, 32, 54, 77, 87
Hitze, innere 106
Hitzeempfindlichkeit, allerg. 14, **86**
Hitzewallungen, allerg. **86**
Hochspannungsleitungen 112
Hoden 21, 24
Holzschutzmittel 44
Homöopathie **123**
Homöopathische Antiallergika 115
Homöopathische Aufbau- und Entgiftungstherapie **133**
Homöopathische Medikamente 136
Honig 57, 164
Hormonpräparate 136
Hormonstörungen 132
Hornhautentz. des Auges, allerg. 160
Hörstörungen, allerg. 14, 81, **103**
Hundeallergie 75
Husten
–, allerg. 13, 81, 83, 102
–, bellender 81, **103**
Hyperaktivität, allerg. 14, **85**, 86, **101**, **105**, 111, **112**
Hyposensibilisierung **126**

I

Ikterus, posthepatischer 83
Immunabwehr, normale **28**
Immunantwort 27

Immunschwäche 67
– bei Babys **38**
– durch Mobilfunk 47
Immunschwächung 18, 23, 24, 64, 65
Immunstärkung 20, 64, 117, **138**, 139, 144, 171
Immunsystementlastung 164
Impfallergie 76
Impfschaden 68
Impfschock 68
Impfseren 70
Impfungen **67**, 69
Impotenz 132
Industrie, chemische 17
Industrieemissionen 17, 18
Insektengiftallergie 76
Insektizide 17
Intrakutantest 71
Iritis, allerg. 160

K

Kabeltelefon 47
Kadmium 18, 20, 131, 134
Kaffee 165
Kalifornische Blütenessencen 128
Kälteempfindlichkeit, allerg. 14, **86**
Kälteschauer **86**
Kalzium 41, **114**
Kalziumreiche Lebensmittel **115**
Kalziumtherapie **114**
Kandiszucker 58
Karenzzeit 95, 107
Karotten 147, **151**
Karottenallergie 75
Karottensaft 142, 151, **153**
Katzenallergie 66, 75, 99, 120
Kehlkopfschleimhautentzündung, allerg. 80
Keimdrüsen 21
Keratitis, allerg. 160
Kinderlähmung 69
Kinesiologische Tests 31, 72
Kinesiologische Therapien **125**

Klassische Homöopathie 123
Klebereiweiß 109
Klimareiz 35
Kochsalz **50**, 53, 55
Kolitis, allerg. **83**
Kombinationsfehler **60**, 107, 152, 154, 165, 166
Konjunktivitis, allerg. **78**
Kontaktallergien 13, 65, 76, **78**, **100**
Konzentrationsstörungen 21, 46, 111, **112**
Kopfdruck 143, 146
Kopfschmerzen 35, 48, 62, 69, 146
–, allerg. 14, **86**
–, umweltbed. 18, 21, 46
Kortison 92, 113
Kortisonspray 113
Kosmetikallergie 75
Krankheiten, umweltbed. 18, 19
Krebs 21, 23, 24, **34**, 47, 48, 67, 132, 145, 146
Krebstherapie 135, 171
Kreislaufbeschwerden, allerg. 14, 86
Kunststoffallergie 76
Kupfer 56
Kupferallergie 76

L

Lacke 44
Läppchentest **71**
Latexallergie 76
Lebensmittelindustrie 56
Leberbelastung 35, 36
Lebererkrankungen 102, 140
Leberstau 150
Lebertherapie **37**, **150**
Leistungsförderer 165
Lernstörungen 46
Leuchtstoffröhren 44, 45
Lidödeme, allerg. 78, 160
Liebe, Heilkraft der 66
Limonade 63
Lindan 44
Lösungsmittel 44

Lösungsmittelallergien 76
Luffa operculata **115**
Luftallergie 76
Luftqualität 141
– und Allergien **34**
Luftröhrenschleimhautentzündung, allerg. **82**
Luftverschmutzung 19
Lungenentzündung, allerg. **82**
Lungenentzündungen 94
Lycopin 138
Lymphknoten 24, 37

M

Magen-Darm-Beschwerden 105, 142, 152
Magen-Darm-Schmerzen 137
Magensäure 53, 55, 162
–, Funktion der **52**
–, ohne Salz keine **51**
Magensäurebildung **52**
Magensäuremangel 54
Magenschleimhautentzündung, allerg. 13, 69, **82**, 104
Magenschmerzen, allerg. 83, **102**
Magnesium 50
Mangan 63
Mangelernährung **63**, 102
Mariendistel 37, 151
Massentierhaltung 162
Mastzellen 25
MCS **32**, 129
Medikamente **32**, 36, 39, 92, 109, 113, 129, 131, 134, **136**
–, homöopathische 115, 136
–, lebensnotwendige 136
Medikamentenallergie 75
Medikamentenrückstände 23
Meersalz **50**, 53, 55
Mehrfachimpfungen 67, 70
Metallallergien 76
Mexikanisches Läusekraut **115**
Migräne
–, allerg. 14, **86**

–, umweltbed. 21, 46, 106
Milch 36, 120
Milchallergie 68, 93
Milcheiweißallergie 40, 74, 90, 95, 106
Milchprodukte 36, 40, 41, 120, 163, 166
Milchzuckerallergie 75
Milz 24, 38
Minderwertigkeitskomplexe 110, 128
Mineralstoffpräparate 136
Missbildungen bei Neugeborenen 153
Mittelohrbeschwerden, allerg. 13, **80**
Mittelohrentzündungen 94, 103
Mobilfunk 45, 112
Mobilfunksender 16, 45, 47
Mobilfunkstrahlung 102
Morbus Crohn 109
Mottenschutzmittel 44
Mottenschutzmittelallergie 76
Mückengiftallergie 76
Müdigkeit, allerg. 14, **85**, **102**, **112**
Müdigkeit, umweltbed. 18, 46
Multiallergiker 34, 93, 94, 120, 122
Multiple Chemische Sensibilität. *Siehe* MCS
Mundschleimhautentzündung, allerg. 13, **82**
Muskelbeschwerden 35
Muskelkrämpfe, allerg. 14, 86, **101**
Muskelzuckungen, allerg. 14, 86, **101**
Müsli 56, 61, 62, 166
Muttermilch **39**, 89
Muttermilchallergie 38, 89
Muttermilchbelastung 39

N

Nachtkerzenöl 127
Nackenverspannungen 48, 62
Nahrungsmittel, genmanipulierte 165
Nahrungsmittelallergene, Liste **74**
Nahrungsmittelallergien **30**, 74, 95, 106, 108
Nahrungsmittelallergiker 28
Nasenbluten, allerg. 13, 81
Nasennebenhöhlenbeschwerden, allerg. 13, **80**
Natronwasserglaslösung 43
Naturgesetze des Lebens 169
Naturtextilien **120**
Nervenbeschwerden, allerg. 14, 86
Nervenschmerzen, allerg. 86
Nervenschmerzen, umweltbed. 21
Nervosität 46
–, allerg. 14, 85, 106, 111, **112**
Nesselsucht 13, 65, **78**, 105, 114
Netzfreischalter 44
Neurodermitis 13, 65, 68, 78, **87**, 89, 90, 93, 94, 113, 173
– und Eigenurin 125
– und Phytotherapie 127
– und Psyche **88**
Niacin 139
Nickelallergie 76
Nierenbeckenentzündung, allerg. 13, **84**
Nierenerkrankungen 140
Nierenschmerzen 85, 144
Nierenschwächung durch Vitamin C 144
Niesattacken, häufige **102**
Nussallergien 75, 93, 106
Nüsse 60, 63, **130**, 164, 166

O

Oberbauchbeschwerden 83
Obstessig 61
Ohrekzeme, allerg. 13
Ohrensausen, allerg. 13, 14, **81**, 103
Ohrensausen, umweltbed. 47
Ohrenschmerzen, chronische **103**
Ohrtrompete 96
Ohrtrompetenentzündung, allerg. 13, **80**

Ölsamen 53, 60, 63, **130**, 164, 166
Ölsamenallergie 106
Ost-West-Studie 19
Osteoporose 57, 153

P

Palladiumallergie 76
Pankreatitis 83
PCB **16**
PCP **16**, 44
Pentachlorphenol. *Siehe* PCP
Pestizidallergien 76
Pestizide 16, 17, 18, 19, 134, 165
Pestizidrückstände 121
Pferdeallergie 75
Pflanzenallergie 66
Phosphatallergie 75
Phytotherapeutika 136
Phytotherapie **127**
Pilzbefall 89
Pilzerkrankungen 37, 38, 54
Planatron 45
Poliomyelitis 69
Pollenallergien 74, 93, **96**, 98
Polychlorierte Biphenyle. *Siehe* PCB
Polypen, allerg. 13, 81
Potenzstörungen 47
Pressspanplatten 44
Pricktest **71**
Prostaglandine **25**, 54, 77
Prostatabeschwerden, allerg. 14
Prothesen 76
Pseudoallergien **32**, 72, 129
Pseudokrupp 13, 80, **103**
Psoriasis **78**, **108**
Psyche und Allergien **64**
Psyche und Asthma 92
Psyche und Neurodermitis **88**
Psyche und Schuppenflechte 108
Psychiater 14
Psychische Allergiesymptome **110**
Psychische Allergieursachen **64**
Psychische Krankheitsursachen 109
Psycho-Kinesiologie 125

Psychologe 14
Psychopharmaka 15, 33
Psychotherapie **128**
Pyelonephritis, allerg. **84**
Pyrethroide 16, 134

Q

Quecksilber **20**, 21, 99, **131**, 134
Quecksilberallergie 75
Quecksilbervergiftung **21**

R

Rachenmandelschwellung, allerg. 13, 81
Rachenschleimhautentzündung, allerg. 80
Rachenverschleimung, allerg. **102**
Radikalfänger 138
Radiosender 112
RAST-Test **72**
Rauchen 39, 165
Räuspern, ständiges 13, 81, **102**
Recycling 17
Regenbogenhautentz., allerg. 160
Reibetest **71**
Rheuma 35, 132, 135
Rheumaschub 140
Riechstörungen, allerg. 14, **86**
Ring, Prof. Johannes 11
RIST-Test **72**
Roggenallergie 75, 93
Rohköstler 54
Rohr-Rohzucker 58
Rohrohrzucker 58
Rohzucker 58
Rotationsdiät **164**
Röteln 69
Rückenschmerzen 48, 85
Rutengänger 49

S

Sabadilla **115**

Saccharose 57
Salz 50, 53, 55, 56, 62, 63, 165
– und Magensäure 51
Salzmangels, Folgen eines 53
Sanddorn-Fruchtfleischöl 127, **172**
Sanddorn-Kernöl 127, **172**
Sanddornsaft 142, 147, 151, **153**, 154
Saunen 129, 141
Saure Früchte **61**, 62, 63, 152, 154, 166
Säurearme Früchte 62
Säurebildner 57
Scheidenbeschwerden. *Siehe* Vaginalbeschwerden, allerg.
Schilddrüsenadenom 24
Schilddrüsenüberfunktion 24, 132, 144
Schilddrüsenunterfunktion 24, 102, 106, 132
Schimmelpilzallergie 75, 106
Schimmelpilze **43**
Schlaflosigkeit, allerg. 14, 85, **112**
Schlafstörungen 46, 111
Schleimhauttest **71**
Schluckbeschwerden, allerg. 81
Schmerzmittel 33, 136
Schnarchen, allerg. 81
Schnullerallergie 76
Schnupfen, allerg. 13, 81, 93
Schock 66
Schöllkraut 37
Schuppenflechte **78**, **108**, 173
Schwangerschaft 33
– und Entgiftung **140**
Schwangerschaftsentgiftung 36, 39, 150
Schwangerschaftsübelkeit **36**
Schwarzkümmelöl 127
Schweinefleischreduktion 98
Schweißausbrüche, allerg. 86
Schwellungen im Gesicht, allerg. 106
Schwerhörigkeit, allerg. 13, 14, 81, **103**
Schwermetalle 16, 20, 23, 36, 130, 131, 134
Schwermetallvergiftung 102
Schwindel, allerg. 13, 14, **81**, **103**, **106**
Schwindel, umweltbed. 47
Scratchtest 71
Sehstörungen, allerg. 14, **86**
Sehstörungen, umweltbed. 21
Selbstmordgedanken 111
Selen 56
Sensibilität, erhöhte 14, 110, **112**
Sensibilitätsstörungen 21
Silberallergie 76
Silikonallergie 76
Sinusitis, allerg. *Siehe* Nasennebenhöhlenbeschwerden, allerg.
Sklerodermie 109
Sojaallergie 74
Sondermüll 18
Sondermülldeponien 17
Sondermüllverbrennung 17
Sondermüllverbrennungsanlagen 17, 18, 89
Sonnenlichtallergie 76
Soor 38
Sorbit 57
Speiseröhrenentzündung, allerg. 13, **82**
Spermienrückgang 25
Spirulina 142, 147, **151**, **152**
Sprachstörungen 21
Sprue, einheimische 109
Stammhirn 21
Staphylokokken 87, 89
Stimmbandentzündung, allerg. **80**
Stimmlosigkeit, allerg. 81
Stimmungsschwankungen 14, 21, 35, 111, **112**, 143
Stoffwechselerkrankungen 57, 108
Stoffwechselkatalysatoren 117, 131
Stoffwechselschlacken 134
Stoffwechselstörungen 14, 35, 63, 109
Stoffwechselübersäuerung 102, 105, 108

Strahlungen 16, 109
Streptokokken 87, 89
Stress 64, 66, 88, 102, 110
Stühle, weiche 26, 28, 31, 137

T

Taubenallergie 75
Taubheit, allerg. **81**, **103**
Taubheitsgefühle 106
Teppichkleber 44
Testmethoden für Allergien **71**
Tetanus 69
Textilallergie 76
Textilfarben 121
TFT-Bildschirm 45
Thymusdrüse 24, 37, 72
Tierexkremente 75
Tierhaarallergie 75
Tiermehle 165
Tinnitus, allerg. *Siehe* Ohrensausen, allerg.
Totes-Meer-Salz D33 37, 151
Tränenfluss, allerg. 13, 79, **103**
Tränenflüssigkeit, zu wenig 104
Trennkost **167**
Trennkostregeln 164
Tubenkatarrh, allerg. *Siehe* Ohrtrompetenentzündung, allerg.
Tuberkuloseimpfung 69

U

Übelkeit 36, 83, 150
Umweltallergene, Liste **75**
Umwelterkrankungen 108
Umweltgifte **16**, 19, 23, 36, 65, 67, 92, 109, 129
Umweltrat in Berlin 10
Umweltschutz 16
Unfruchtbarkeit 24, 47, 132
Unkonzentriertheit 14, 111
Unruhe 85, 106, 111, **112**
Urtikaria 13, **78**, 105, 114

V

Vaginalbeschwerden, allerg. 13, **84**, **104**
Vegatest 73
Vegetarier 54
Vegetarische Ernährungsweise 163
Venenstauungen 36
Verbrennungsprodukte, giftige 16, 91
Verdauungsbeschwerden 137, 166
Verdauungsenzyme, zu wenig **25**, 30
Verdauungsschwäche 25, 28, **29**, 30, 54, 109, 123
– bei Babys 37
Vergesslichkeit 14, 46, 111, **112**
Verschleimung der Atemwege, allerg. 13, 81, 83
Verstopfung 26, 28, 31, 137
–, allerg. 13, 83
Vertigo, allerg. *Siehe* Schwindel, allerg.
Virusinfekte, chronische 102
Vitamin A 56, **139**, **153**
– Tagesbedarf 153
– Überdosierung 153
Vitamin-B
-arme Ernährung 63
Vitamin B1 37, **150**
Vitamin B12 41
Vitamin B3 139
Vitamin B6 37, **150**
Vitamin C 37, 56, 135, **138**, 141, 144, 149, 154, 155
– und Nierenschwächung 144
– Tagesbedarf 146
– Überdosierung **144**
Vitamin D 41, **139**, 141
– Überdosierung **144**
Vitamin E 39, 56, 135, **138**, 141
– Tagesbedaf 146
– Überdosierung **144**
Vitamin-Entgiftung, Abschwächung **143**
Vitamin-Entgiftung bei Kindern 147

Vitamin-Entgiftung, Fallbeispiel **160**
Vitamin-Entgiftung nach Müller-Burzler **134**
Vitamin-Entgiftung, Verstärkung **144**
Vitaminallergie 76
Vitamindeklarationen **157**
Vitamine, natürliche **155, 157**
Vitamine, synthetische **136, 157**
Vitaminisierte Hefepräparate **158**
Vitaminisierte Säfte 158
Vitaminmischpräparate **158**
Vitaminpräparate
–, natürliche **159**
Vogelfederallergie 75
Vollkorngetreide 60, 61, 63, **164**
Vollrohrzucker **57**, 61, **164**
Vollwertkost 98
Vollzucker **58**, 61, **164**

W

Waschmittel **121**
Waschmittelallergie 76
Wasseradern 48
Wasserallergie 76
Wasserglas 43
Wasserlassen, Brennen beim 85
Wasserlassen, häufiges 85
Wechseljahre 153
Weglassdiät **163**, 164
Wehenhemmer 33
Weinen, vermehrtes 111, **112**
Weiße Blutkörperchen 25, 29
Weizenallergie 74, 93, 95
Windelallergie 76
Wohngifte 18
Wohnklima 39, **43**
Wundstarrkrampf 69

Z

Zeugungsunfähigkeit 21, 24, 47
Zink 37, 56, 63, **150**
Zinnkrauttee 143
Zitrusfruchtallergie 74, 93
Zittern 21
Zivilisationsernährung 140
Zöliakie 109
Zucker, brauner 58
Zucker, raffinierter **57**, 60, 63, 90, 98, 99, 107, 164
Zuckerallergie 74, 95, 106
Zuckerarten im Überblick **59**
Zyto-Test 72

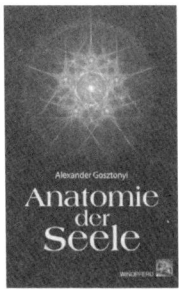

Alexander Gosztonyi
Anatomie der Seele

Jeder Mensch, der innerlich erwacht, wird eines Tages den Wunsch haben, bewusst zu leben. Er wird wissen wollen, was Sinn und Ziel seines Lebens sind, und fragen, wie er den Sinn seines Lebens erfüllen und seinem Ziel näher kommen kann.

Es ist seine Seele, die um den Sinn weiß und ihn zu seinem Ziel führt. Sie ist wissend und zur Führung des Menschen fähig, weil sie ein Funke aus Gott: ein Teilchen von Gottes Seele ist.

Jede Seele ist ein „Gedanke" Gottes. Der Sinn der menschlichen Existenz besteht darin, einen bestimmten „Gedanken" Gottes in der irdischen Welt: im Laufe der inneren Entwicklung zu verwirklichen.

Hardcover mit Schutzumschlag
716 Seiten · ISBN 3-89385-401-0
www.windpferd.de

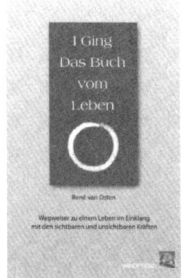

René van Osten
I Ging – Das Buch vom Leben
Wegweiser zu einem Leben in Einklang mit den sichtbaren und unsichtbaren Kräften

Das I Ging kann für sich beanspruchen, in seiner Kraft und Weisheit ebenso bemerkenswert zu sein, wie beispielsweise das Tao Te King.

In diesem Buch werden die Türen zum Verständnis der 64 Hexagramme geöffnet. Das Kernstück bilden die Texte und Kommentare zu den Hexagrammen. Der von René van Osten gewählte Stil folgt der Tradition tiefer Weisheit und baut zugleich sprachliche Brücken zum 21sten Jahrhundert. Die dem I Ging innewohnende Welt- und Weitsicht ist von unermesslicher Tiefe. René van Osten reicht mit diesem Buch all jenen, die den Sprung in höhere Erkenntnisebenen wagen wollen, eine hilfreiche Hand.

René van Osten gehört zu den wenigen Menschen, die heute die „Hohe Schule des I Ging" lehren.

540 Seiten · ISBN 3-89385-336-7
www.windpferd.de

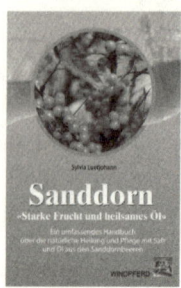

Sylvia Luetjohann
Sanddorn
Starke Frucht und heilsames Öl – Ein umfassendes Handbuch über die natürliche Heilung und Pflege mit Saft und Öl aus den Sanddornbeeren

Viele zufriedene Anwender schätzen Sanddorn als einen hervorragenden einheimischen Vitamin-C-Lieferanten, der sogar die Zitrusfrüchte übertrifft und dabei noch besser verträglich ist. Dass seine zierlichen orangeroten Beeren ein wahres Kraftpaket mit einem hohen Anteil an heilkräftigem Öl bergen, schafft ihm jedoch erst seit kurzem eine schnell wachsende und begeisterte Anhängerschaft. Begleiten Sie diese uralte Heilpflanze von den Höhen Tibets über die Mongolei in den Westen. Mit bewährten Rezepturen für die tägliche Hautpflege, die die Autorin alle selbst erprobt hat. Sanddorn ist besonders interessant für die Problemhaut – er erweist sich hier als unübertroffener Linderer, selbst bei Neurodermitis. Mit vielen Zeichnungen und Fotos illustriert.

208 Seiten · ISBN 3-89385-269-7
www.windpferd.de

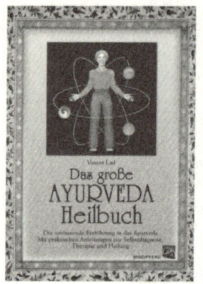

Vasant Lad
Das große Ayurveda-Heilbuch
Die umfassende Einführung in das Ayurveda. Mit praktischen Anleitungen zur Selbstdiagnose, Therapie und Heilung

Dieses Buch ist in den vergangenen 20 Jahren zum Standardwerk des Ayurveda avanciert. Vielen diente es als Grundlagenlektüre oder auch als begleitendes Handbuch für Ausbildungen in ayurvedischen Anwendungen.

Diese ebenso kompakte wie praktische Anleitung zur Selbstdiagnose, Therapie und Heilung mit dem ayurvedischen System bietet eine fundierte und hervorragend strukturierte Gesamtübersicht.

Neben einer kurzen Einführung in die philosophischen Grundlagen dieses unglaublich effizienten Medizinsystems enthält das Ayurveda-Heilbuch die wichtigsten Diagnose- und Behandlungstechniken, Ernährungshinweise und Ratschläge zur Lebensführung sowie das Wissen um die Wiedererlangung und Erhaltung der Gesundheit. Ein umfassendes, reich illustriertes Handbuch der ayurvedischen Naturheilkunde.

160 Seiten · ISBN 3-89385-428-2
www.windpferd.de